DR. MED. CORNELIA GOESMANN

Gut leben mit Restless Legs

Endlich wieder ruhig durchschlafen

2. Auflage

Mit einem Vorwort der **Deutschen Restless Legs Vereinigung e.V.**

humboldt

VORWORT

Liebe Leserin und lieber Leser,,

wenn Sie oder Ihr Partner an der Krankheit der „unruhigen Beine" leiden, dann sind Sie sicher schon oft in Ihrem Leben auf Unkenntnis oder Unverständnis gestoßen. Vielleicht wurden Sie auch, wenn Sie Ihre Beschwerden geschildert haben, für „überarbeitet" oder gar „überspannt" gehalten. Zwar kommt das „Restless-Legs-Syndrom" – oder kurz „RLS" – bei immerhin fast zehn Prozent unserer Bevölkerung in mehr oder weniger starker Ausprägung vor, zwar wird darüber auch häufig in den Medien berichtet – dennoch finden viele Betroffene keinen Arzt, der ausreichend Erfahrung mit den heutigen Therapiemöglichkeiten erwerben konnte.

Umso wichtiger ist es, dass Patienten, die an RLS leiden, sich selbst zu Experten ihrer Störung machen und wissen, welche Maßnahmen ihre Beschwerden lindern können.

Dieser Ratgeber möchte Ihnen Hinweise und Informationen an die Hand geben, die Ihnen dabei helfen, die Krankheit zu akzeptieren, ihre Symptome zu bessern, weniger zu leiden und das RLS als Teil Ihres täglichen Lebens anzunehmen. Mit dem erworbenen Wissen und Ihren neuen Erkenntnissen wird Ihr Arzt Sie gerne als mündigen Patienten und damit als Partner im Rahmen Ihrer Behandlung akzeptieren.

Vor allem sollten Sie sich als Betroffener stets klarmachen, dass das Restless-Legs-Syndrom zwar eine lästige und schmerzhafte Störung ist, aber nie zum Tode führt. Es gilt, sich mit ihr zu arrangieren! Denn es scheint, als ob RLS-Patienten insgesamt gesünder als der Durchschnitt der Bevölkerung sind und offenbar auch seltener an lebensbedrohlichen Erkrankungen wie z. B. bösartigen Tumoren leiden. Sie können also mit Ihrem RLS sehr alt werden – informieren Sie sich daher gründlich über das Krankheitsbild, heutige Therapiemöglichkeiten und die gegenseitige Unterstützung mit anderen Betroffenen in der Selbsthilfegruppe! Dann kann es Ihnen gelingen, Schmerzen, Unruhe und schlechten Schlaf deutlich zu bessern und ein langes und zufriedenes Leben zu führen.

Mögen Ihnen sowohl die in diesem Ratgeber enthaltenen schulmedizinischen Hinweise als auch die unkonventionellen Tipps dabei helfen!

Das wünscht Ihnen Ihre

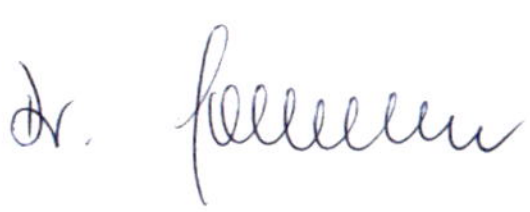

Dr. Cornelia Goesmann

Fachärztin für Allgemeinmedizin/Psychotherapie
und Spezialistin für das Restless-Legs-Syndrom

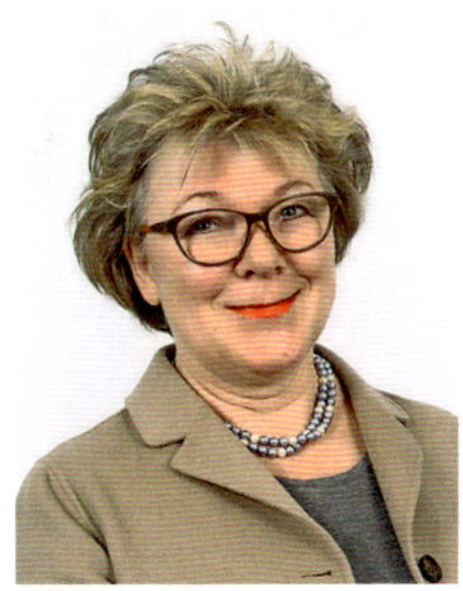

GELEITWORT DER DEUTSCHEN RESTLESS LEGS VEREINIGUNG

Liebe Menschen mit Restless Legs, liebe Leserinnen und Leser,

Sie haben einen wichtigen Schritt gemacht und sich ein kompetentes Buch über das Restless-Legs-Syndrom gekauft! Etwa zehn Prozent unserer Bevölkerung sind vom RLS betroffen, das heißt, Sie stehen nicht alleine da. In diesem Ratgeber finden Sie qualifizierte Informationen, die Ihnen helfen werden, Ihre Krankheit besser zu verstehen. Denn nur ein aufgeklärter Patient kann mit seinen Ärzten, insbesondere seinem Neurologen, eine individuell angepasste medikamentöse Behandlung erarbeiten, durch die er eine gute Lebensqualität zurückgewinnen kann.

Das Krankheitsbild RLS wurde zwar bereits vor über 300 Jahren von Sir Thomas Willis beschrieben, aber erst im Jahre 1945 bekam es vom Schweden Karl-Axel Ekbom den Namen „Restless-Legs-Syndrom". Seither beschäftigen sich auch Forschung und Wissenschaft intensiv mit dem Syndrom der rastlosen und unruhigen Beine. Dank der Genforschung wissen wir heute, dass wir keine Simulanten sind, und dank verschiedener wirksamer Medikamente können wir auch aktiv gegen die Symptome angehen. RLS ist keine Befindlichkeitsstörung oder erfundene Krankheit. Betroffene sind keine eingebildeten Kranken, wie leider oft angenommen wird. Im Gegenteil – das RLS ist eine Störung, die das Leben völlig aus dem Gleichgewicht bringen kann.

Seit über 20 Jahren setzt sich die Selbsthilfeorganisation „RLS e.V. Deutsche Restless Legs Vereinigung" nun schon für die Belange von RLS-Betroffenen ein und unterstützt seit vielen Jahren die Wissenschaft in der Erforschung der Ursachen. Erste Fortschritte sind schon zu verzeichnen: Mit Hilfe der Gentechnik konnten wichtige Erkenntnisse gewonnen werden, außerdem wurde in Deutschland eine RLS-Hirngewebebank gegründet – weltweit die erste! –, so dass nunmehr ein Gehirn-Forschungsprojekt gestartet werden konnte.

Die Deutsche Restless Legs Vereinigung hat inzwischen rund 4000 Mitglieder! Sie steht Ihnen bei vielen Problemen zur Seite. Sie werden nicht alleingelassen, sondern gut und kenntnisreich in Wissenschaft, Wirtschaft, Politik und im Gesundheitswesen vertreten. Natürlich stehen darüber hinaus die Betreuung der Mitglieder und deren persönliche Belange im Vordergrund der Tätigkeit unserer deutschlandweit etwa 130 regionalen Selbsthilfegruppen.

Nehmen Sie sich die Zeit, diesen Ratgeber aufmerksam zu lesen, denn er gibt Ihnen hilfreiche Hinweise. Versuchen Sie, Ihr Restless-Legs-Syndrom zu akzeptieren, und lernen Sie, damit umzugehen, um sich und Ihren Angehörigen ein gutes (Zusammen-) Leben zu ermöglichen.

Denken Sie daran: Wir sind gerne für Sie da und helfen weiter! Wenden Sie sich an uns, wir freuen uns, wenn Sie Mitglied werden.

Ihre
Lilo Habersack

Vorstandsvorsitzende von
RLS e.V. Deutsche Restless Legs Vereinigung
www.restless-legs.org

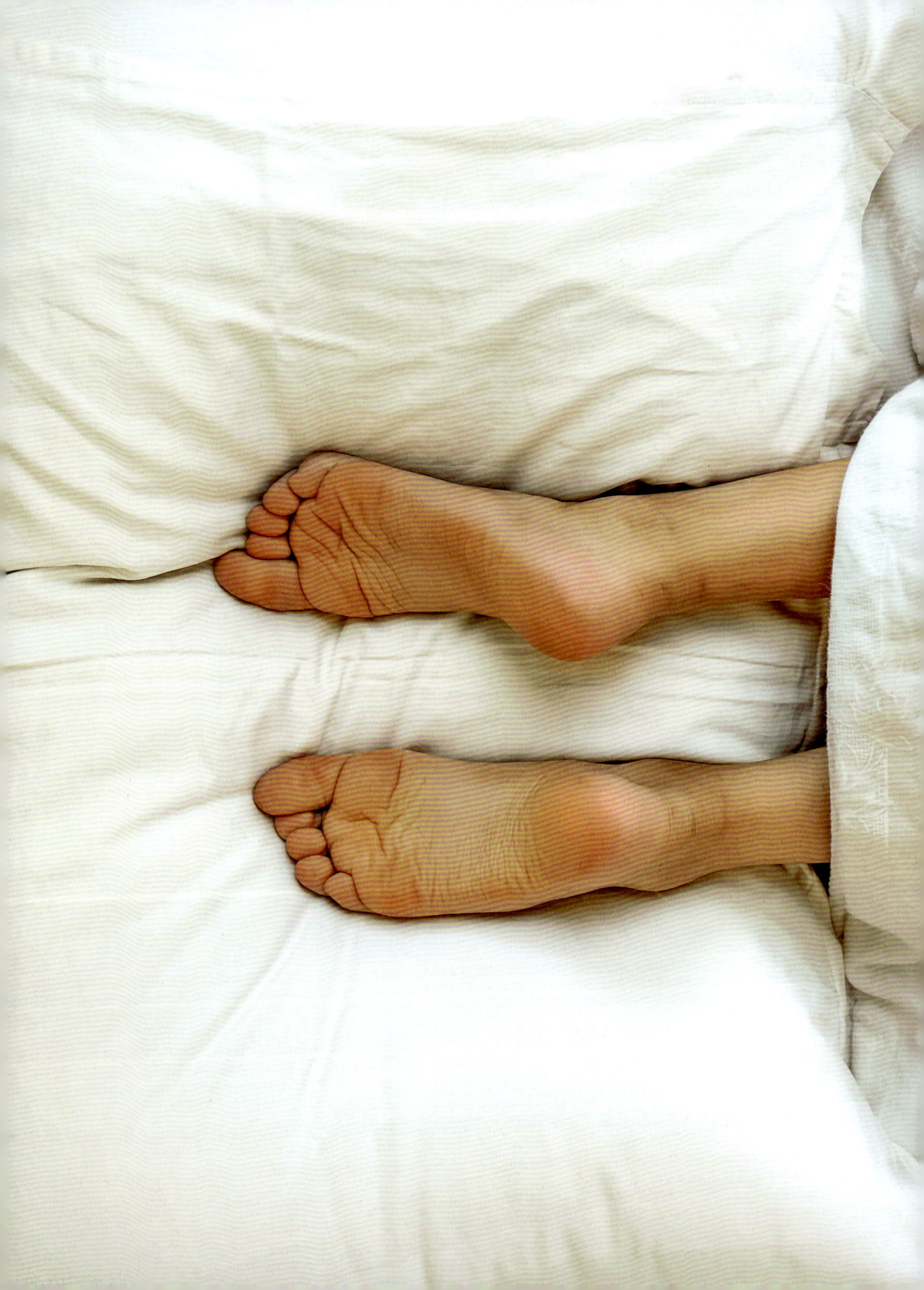

RESTLESS-LEGS-SYNDROM – URSACHEN UND DIAGNOSE

Restless Legs – was versteht man darunter genau? In diesem Kapitel erfahren Sie etwas über die Ursachen der Erkrankung und den derzeitigen Stand der Forschung. Sie werden informiert über die Rolle von Botenstoffen und lernen die vielfältigen Diagnosemöglichkeiten von Blutuntersuchungen bis hin zu Tests im Schlaflabor kennen, die der erste Schritt zur Umsetzung der bestmöglichen Therapie für Sie sind.

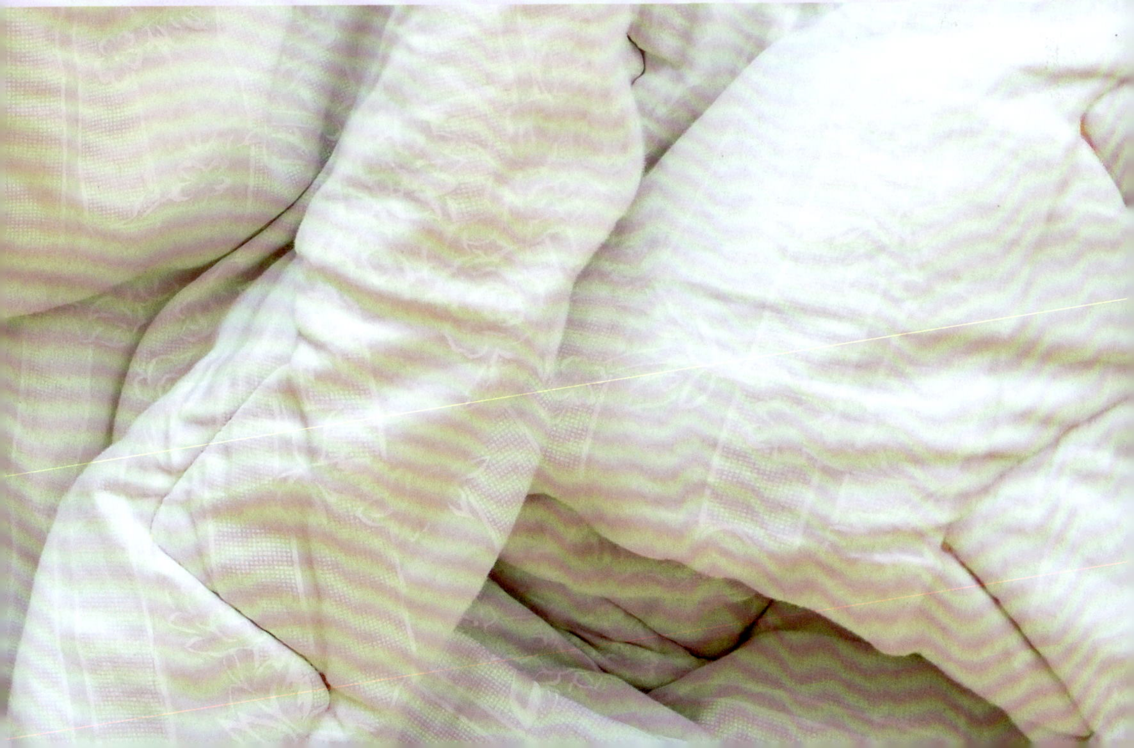

Die typischen Symptome von RLS

Der Begriff „Restless Legs“ ist aus dem Englischen übernommen worden und bedeutet „rastlose Beine“ oder „ruhelose Beine“. Die Bezeichnung trifft die Symptomatik so gut, dass der Name der Erkrankung inzwischen international gebräuchlich ist.

!

Ein Syndrom bezeichnet eine Kombination von verschiedenen Krankheitszeichen, die meist gleichzeitig auftreten.

Unter einem Syndrom wird in der Medizin die Gesamtheit verschiedener, bei einem Krankheitsbild gemeinsam auftretender Merkmale bezeichnet, welche auf den ersten Blick oft gar nicht zusammengehören. Auch beim „Syndrom der unruhigen Beine“ finden sich eine Vielzahl von Beschwerden und Symptomen, die für Ärzte und Wissenschaftler nicht recht zusammenzupassen scheinen und deren gemeinsame Ursache bis heute nicht endgültig geklärt werden konnte.

Viele der Beschwerden, die mir Patienten schilderten, kennen Sie sicher auch:

„Sobald ich mich entspannen und zur Ruhe kommen will, entwickelt sich nach kurzer Zeit ein fast unerträglicher Druck in den Muskeln von Ober- und Unterschenkeln, der erst nachlässt, wenn ich wieder aufstehe.“

„Tagsüber bin ich ein ganz normaler Mensch. Aber abends und nachts werde ich zu einem unruhig getriebenen Zombie, der sich auf nichts mehr konzentrieren kann.“

„Ich mag gar nicht mehr längere Zeit stillsitzen – sofort beginnen ein Reißen und Brennen, manchmal sogar quälende Muskelzuckungen in nur einem oder in beiden Beinen.“

„Wenn ich selbst Auto fahre und entsprechend angespannt bin, habe ich keine Beschwerden. Aber als Beifahrerin rucken und treten meine Beine die ganze Zeit, so dass ich entweder aussteigen oder auf den Wagenboden trampeln muss.“

„Ohne meine Medikamente kann ich gar nicht mehr schlafen – wenn ich sie mal vergessen habe, dann laufe ich die ganze Nacht wie ein Tiger im Käfig durch die Wohnung."

„Ins Kino kann ich nur noch gehen, wenn es einen spannenden Film gibt. Sobald ich mich langweile, fängt das Zappeln der Beine an."

„Manchmal wache ich nachts davon auf, dass nicht nur meine Beine, sondern auch die Arme und die Muskeln am Oberkörper zu arbeiten und zu zucken scheinen."

Die Zitate zeigen die ganze Bandbreite von Empfindungen bei RLS: So werden sie geschildert als Stechen, Reißen, Brennen oder als dumpfer Druck in den Muskelgruppen von Armen und Beinen, meist in der Tiefe der Wade, manchmal aber auch in den Füßen oder Oberschenkeln, dabei wechselnd ein- oder beidseitig. Oft auch als sogenanntes Schrinnen – wie ein am Nerv fortgeleiteter Schmerz –, als nicht beeinflussbare Muskelzuckungen vor allem der Beine, die wie kleine Krampfanfälle erscheinen. Oder sogar als sehr starke unwillkürliche Muskelkontraktionen, die nachts das ganze Bett zum Schaukeln bringen. Dazu kommen ein Gefühl der Unruhe und manchmal zwischendurch auch schwere Beine. Kennzeichnend – und eines der Hauptkriterien zur korrekten Diagnosestellung – ist es, dass alle Beschwerden nur in Ruhe auftreten und durch Aktivität vorübergehend oder ganz beendet werden können.

!

Restless Legs zählen zu den häufigsten Nervenleiden in Deutschland.

Typischerweise verschlechtern sich die Symptome im Laufe des Tages: Nur wenige Patienten beklagen schon am Morgen Probleme. Zumeist beginnen Unruhe, Druck und Schmerzen am frühen Nachmittag und steigern sich bis zum Beginn der Nacht. Falls das Einschlafen überhaupt möglich ist, wachen Betroffene oft mehrfach durch nächtliche Beinbewegungen auf. Da keine Tiefschlafphasen erreicht werden, ist man am folgenden Tag übermüdet und gereizt. Am Tag danach kann eine derart „bewegte“ Nacht sogar zu einem echten Muskelkater in den betroffenen Extremitäten führen, der dann als dumpfer Schmerz wahrgenommen wird.

An dieser Stelle sei kurz vorweggenommen: Heftige Schmerzen in den Beinen und eventuell den Armen schon am Vormittag können darauf hinweisen, dass die derzeitige medikamentöse Einstellung nicht ausreichend ist, um nächtliche Beinbewegungen ganz zu stoppen. Obwohl man davon manchmal gar nicht aufwacht, kann es durch die nächtliche Aktivität am nächsten Tag zu muskelkaterähnlichen Beschwerden kommen. Mehr zur Dosierung von Medikamenten lesen Sie ab S. 78.

Wenn man längere Zeit keinen ausreichenden Schlaf mehr findet, kommt es fast immer zu chronischer Erschöpfung und nachlassender Leistungsfähigkeit, vielleicht sogar zu familiären und beruflichen Konflikten. Oft wird auch beschrieben, dass Menschen mit RLS vermehrt an Depressionen erkranken. Diese Erfahrung habe ich bei meinen Patienten zwar nicht gemacht, sie wäre als Folge der quälenden Beschwerden aber nur zu verständlich. Forscher diskutieren aber auch, ob eine gemeinsame Krankheitsursache bestehen könnte. So wie man inzwischen herausgefunden hat, dass das RLS ebenfalls gehäuft neben erhöhtem Blutdruck, der chronischen Schmerzerkrankung Fibromyalgie und den neurologischen Krankheitsbildern Polyneuropathie und Multiple Sklerose aufzutreten scheint, ohne dass diese Zusammenhänge bisher erklärt werden könnten.

Symptome, die RLS-Patienten am meisten belasten

SYMPTOME	HÄUFIGKEIT
Missempfindungen der Beine und anderer Körperteile	81,6 %
Schlaf gestört, unterbrochen, schlecht	66,1 %
Durchschlafstörungen	60,9 %
Bewegungsdrang	54,6 %
Schmerz	54,0 %
Zucken, unwillkürliches Bewegen der Beine oder anderer Körperteile	49,4 %
Einschlafstörungen	47,1 %
Tagesschläfrigkeit	34,5 %
Erschöpfung, Müdigkeit	33,9 %

Befragt wurden 174 Patienten. Quelle: Bergmann et al., Somnologie 2005; 9/Suppl.1:41

400 Jahre RLS

Im Jahre 1685, also vor weit mehr als 300 Jahren, erschien in England die erste medizinische Schrift, die sich jemals mit Restless Legs befasste. Autor war Dr. Thomas Willis, ein in London praktizierender Arzt. Dieser beschrieb erstmals Menschen, die in der Nacht durch die Straßen Londons irrten, weil sie wegen unwillkürlicher Bewegungen der Arme und Beine oder Muskelzuckungen nicht schlafen konnten. Vermutlich hat der damals überaus häufig praktizierte Aderlass durch den hohen Blutverlust zum Auftreten der typischen Symptome des RLS geführt. Zu jener Zeit stand diese „Therapie“, bei der den Betroffenen mit einem Schnitt in eine Vene regelmäßig viel Blut abgelassen wurde, häufig als einziges Heilmittel zur Verfügung. Man glaubte, mit dem ausfließenden Blut auch die Krankheitsursachen beseitigen zu

!

Erste Aufzeichnungen zum RLS sind über 300 Jahre alt.

können. Leider kam es dadurch bei den so „Behandelten" zu Blutarmut und Eisenmangel, beides Auslöser für das Restless-Legs-Syndrom, wie wir heute wissen. Diese aus heutiger Sicht brutale Maßnahme muss im 17. Jahrhundert eine wahre Epidemie von RLS-Patienten verursacht haben! Dr. Willis erkannte erstmals, dass das Verabreichen von Opiumtinktur zu einer Linderung der Beschwerden führen kann.

Rund 200 Jahre später finden sich Ausführungen von Theodor Wittmaak, der 1861 die Unruhe der Beine als eine Form der Hysterie, also als eine psychosomatische Erkrankung definierte. Zu jener Zeit wurden psychische Beschwerden und Unruhezustände bei Frauen als Hysterie bezeichnet (abgeleitet von dem altgriechischen Wort „hystera" für Gebärmutter) – was lag daher näher, als auch das RLS, das ja zu 70 Prozent bei Frauen auftritt, als neurotisches Symptom zu sehen?

Weitere 80 Jahre später fand das RLS dann Eingang in das „Lehrbuch der Nervenkrankheiten" von Hermann Oppenheim, wodurch er es erstmals als neurologische, also organisch bedingte Störung einordnete. Schließlich wurde das Restless-Legs-Syndrom in den Jahren 1943 bis 1945 von Professor Karl-Alex Ekbom, einem schwedischen Lehrstuhlinhaber für Neurologie, genauer beschrieben. Er machte die Erforschung des RLS zu seiner Lebensaufgabe. Deswegen wird es in der internationalen Literatur heute auch unter der Bezeichnung „Willis-Ekbom-Disease" oder „Wittmaak-Ekbom-Syndrom" geführt.

Erst in den 1990er-Jahren wandte sich die internationale Forschung dem RLS endgültig zu, definierte dessen Symptome, Schweregrade, Diagnosekriterien und entwickelte schließlich verschiedene Therapiemöglichkeiten.

Sie leiden nicht unter einer psychischen Erkrankung!
Immer wieder werden Menschen mit dem Restless-Legs-Syndrom als nervös, überarbeitet oder depressiv abgestempelt. Wenn endlich die richtige Diagnose gestellt wird, kommt es bei den Betroffenen zu einer großen Erleichterung. Oft wurden sie vorher mit Schlaftabletten, Beruhigungsmitteln oder Antidepressiva behandelt. Diese Medikamente können hilfreich sein, einige davon verschlechtern aber sogar die Symptome des RLS. Dies kann dazu führen, dass der Betroffene sich am Ende tatsächlich für nicht mehr psychisch normal hält! Vor allem dann, wenn sich auch weitere gut gemeinte Ratschläge wie „Mach doch mal eine Kur" oder „Dir hilft bestimmt autogenes Training" als gar nicht hilfreich erweisen. Denn zur echten Entspannung ist ein unbehandelter Patient mit RLS nicht in der Lage. Und auch eine Rehabilitationsmaßnahme bzw. Kur kann die Ausprägung des RLS nicht verbessern.

Nach meiner Erfahrung sind Betroffene mit RLS angenehme und liebenswerte Menschen, die sehr aktiv ihr Leben meistern, sich für vieles begeistern können, immer unterwegs und beschäftigt sind, dabei hilfsbereit und wissbegierig und überhaupt nicht depressiv daherkommen. Nur entspannen können sie sich eben nicht! Lassen Sie sich als Betroffene nicht von Ihrer Umgebung verrückt machen! Sie leiden an einer bekannten, gut behandelbaren neurologischen Störung und nicht an einer psychischen Erkrankung.

Die Ursachen von RLS

Obwohl die Erforschung des Restless-Legs-Syndroms in den letzten 20 Jahren weltweit vorangetrieben worden ist, bleiben die genauen Ursachen dieser Erkrankung weiterhin im Unklaren. Experten vermuten jedoch, dass die Krankheitsursache im zentralen Nervensystem liegt. Das ZNS ist unser lebenswichtiges Steuerungszentrum. Zusammen mit dem Hormonsystem, mit

!

Die genauen Ursachen für das RLS sind noch nicht erforscht.

dem es eng verknüpft ist, regelt es alle Körperfunktionen von der Atmung über die Bewegung und Fortpflanzung bis hin zur Verdauung.

RLS ist sicher genetisch bedingt

Sicher ist aber bisher, dass das RLS genetisch bedingt und damit erblich ist. Nach heutigem Kenntnisstand wird von einem sogenannten autosomal-dominanten Erbgang ausgegangen. Dies bedeutet Folgendes:

Wenn nur ein Elternteil vom RLS betroffen ist, wird die Veranlagung zu der Erkrankung – rein statistisch gesehen – an die Hälfte der Kinder aus dieser Ehe weitergegeben. Tragen beide Eltern die Erbmerkmale für RLS, dann erben sie auch alle Kinder aus dieser Verbindung. Wissenschaftlern ist es in den letzten Jahren gelungen, die Chromosomen, die für die Erkrankung und die Vererbung von RLS zuständig sind, und die darauf befindlichen sogenannten Genorte zu identifizieren.

Diese Erkenntnisse tragen aber leider noch nicht dazu bei, dass in der täglichen Praxis eine frühere oder bessere Diagnostik und Behandlung angeboten werden kann. Vor allem bleibt derzeit unklar, warum die Erkrankung an Restless Legs bei Betroffenen, die die Veranlagung ja geerbt haben müssen, in ganz unterschiedlichen Lebensaltern und in sehr stark variierender Ausprägung auftritt. An dieser interessanten Fragestellung arbeiten derzeit weltweit etliche Genetiker – sie ist aber so komplex, dass hier nicht weiter darauf eingegangen werden soll.

Die genetische Veranlagung verdeutlicht auch folgende Frage einer Patientin:

„Meine Großmutter und deren Schwester, also meine Großtante, waren wohl beide betroffen. Ich kenne sie nur wuselig, unruhig und immer auf den Beinen. Meine Eltern klagen nicht, aber bei mir haben die Ärzte RLS diagnostiziert. Kann die Krankheit eine ganze Generation überspringen?"

Ja, auch diese Beobachtung ist häufig zu machen: RLS kommt in den Familien von Erkrankten gehäuft vor, kann aber auch eine Generation überspringen. Typischerweise können 50 Prozent der RLS-Patienten andere Betroffene in ihrer Familie nennen.

Zwar kennen Genetiker nun den Erbgang, können aber noch nicht erklären, warum etwa 70 Prozent der Betroffenen Frauen und nur 30 Prozent Männer sind. Ebenso wird weiter erforscht werden müssen, weshalb die medikamentöse Behandlung von Patientinnen einfacher und weniger eingreifend zu sein scheint. Tatsächlich reicht bei Frauen zumeist eine Monotherapie mit einem der zugelassenen Wirkstoffe, während männliche Patienten häufig eine Kombinationstherapie und deutlich höhere Dosierungen benötigen. Auch ist zu beobachten, dass bei Männern früher ein Wirkverlust eintritt und damit häufiger ein Medikamentenwechsel notwendig wird als bei Patientinnen. Diese kommen oft jahrelang gut mit demselben Wirkstoff in der gleichen Dosierung zurecht.

!

Das RLS ist genetisch bedingt und wird vererbt. Dennoch erkranken alle Betroffenen in unterschiedlicher Stärke und Ausprägung daran.

RLS entsteht vermutlich im ZNS

Bis heute weiß die Forschung nicht genau, welche Fehlsteuerungen im Körper von RLS-Patienten zu Unruhe, Schmerz und Missempfindungen führen. Klar ist nur, dass es einen Zusammenhang mit dem Stoffwechsel der sogenannten Neurotransmitter gibt. So nennt die Medizin Botenstoffe, die im Gehirn, im Rückenmark und zwischen den Nerven im restlichen Körper – vor allem in den Gliedmaßen – Informationen und Signale weiterleiten. Botenstoffe, die im Gehirn erzeugt werden, fließen dann im Rückenmark und in den sogenannten peripheren Nerven weiter, um Prozesse in Gang zu setzen und Bewegungen zu steuern. Dabei ermöglichen sie auch bestimmte Sinnesempfindungen und Schmerzreize. Es gibt an den Organen und Strukturen des Körpers, die diese Informationen empfangen sollen, Rezeptoren für die Botenstoffe. Treffen diese dort ein, reagiert das Organ folge-

!

Offenbar beruht das RLS auf einem Defekt bei der Übertragung von Nervensignalen im Rückenmark.

richtig. Kommen eine zu geringe Menge dieser Transmitter oder gar ein falscher an, dann erfolgen auch falsche oder gar keine Reaktionen.

Der Botenstoff, der bei den Restless Legs die entscheidende Rolle spielt, ist das sogenannte Dopamin oder auch L-Dopa. Heutige Forschungen lassen den Schluss zu, dass bei RLS-Patienten zwar offensichtlich genug Dopamin im Gehirn gebildet wird, dieses aber nicht am sogenannten Erfolgsorgan, also den Muskeln der Arme oder Beine, ankommt. Wissenschaftler vermuten, auch weil ja immer wieder nur einzelne und wechselnde Gliedmaßen betroffen sein können, dass es sich bei RLS eher um eine Verteilungsstörung des Botenstoffes Dopamin im Rückenmark denn um einen Mangel daran handelt.

Niemand weiß allerdings bisher, warum und wie es zu diesen Fehlverteilungen kommen kann. Sie selbst haben vielleicht auch schon erlebt, dass Sie bei bestimmten Berührungen oder in anderen Situationen ein RLS auslösen können. So berichten Betroffene, dass bei ihnen durch Massagen der Füße, durch heftig juckende Mückenstiche an den Beinen oder durch ein Kneifen der Haut Unruhe und Muskelzuckungen verursacht werden konnten. Hier führt offensichtlich ein Auslösereiz über die dazu gehörige Ebene im Rückenmark zu einem typischen „RLS-Anfall".

Messungen der Gehirnaktivitäten von RLS-Patienten haben auch ergeben, dass diejenigen Zentren im Gehirn, die für Bewegungen zuständig sind, bei RLS-Muskelkontraktionen gar nicht mitwirken. Die Medizin kommt daher immer mehr zu dem oben schon genannten Schluss, dass nicht im Gehirn, sondern im Rückenmark die Ursache des RLS zu suchen ist und dass das Dopamin dabei eine zentrale Rolle spielt. Ich werde daher ab S. 89 noch intensiver auf die Rolle von Dopamin eingehen.

RLS wird bei Eisenmangel schlimmer

Auch bezüglich der Rolle von Eisen und Eisenmangel tappen Wissenschaftler noch im Dunkeln. Als gesichert gilt, dass ein Eisenmangel, leere Eisenspeicher und ein hoher und plötzlicher Blutverlust zu einem neu auftretenden RLS oder zu einer Verschlechterung der Symptome führen können. Allerdings ist immer noch weitgehend unklar, auf welchem Weg der Eisenmangel zur Auslösung der Krankheit RLS führt. Es wird angenommen, dass Eisenmangel eine Störung des Dopamin-Systems oder der Herstellung von Dopamin im Gehirn zur Folge hat: Experimente an Ratten zeigten, dass vor allem ein leerer Eisenspeicher im Gehirn von Ratten zum Absterben von Zellen in der sogenannten Substantia nigra führt – das ist die Gehirnregion, in der Dopamin gebildet wird. Derzeit erhofft sich die internationale Wissenschaft bessere Erkenntnisse über die Ursachen des RLS, wenn vermehrt am Eisenstoffwechsel geforscht wird.

> **!**
> RLS-Patienten sollten kein Blut spenden. Der plötzliche Blutverlust verstärkt immer die individuellen Symptome!

Anzeichen für einen Eisenmangel können Müdigkeit, Tinnitus, Schwäche, Schwindel, Leistungsabfall, Herzklopfen, rascher Pulsanstieg bei Belastung, Schlafstörungen, Konzentrationsstörungen und Kopfschmerzen sein. Wird bei Ihnen ein Eisenmangel festgestellt, sollten die Ursachen abgeklärt werden. Als Ursachen für einen Eisenmangel kommen unter anderem in Betracht:

- Geschwüre, Polypen, Entzündungen oder Tumoren im Magen-Darm-Trakt
- Nierenstörungen und Nierenversagen, Dialysebehandlung
- Blutverluste über den Urogenitaltrakt (z. B. Blut im Urin bei Nierensteinen)
- die Menstruation, vor allem bei starker oder zu häufiger Regelblutung
- Blutverluste durch Unfälle, unter blutverdünnenden Medikamenten oder bei Blutspende
- Aufnahmestörungen für Eisen und Vitamine in Magen oder Darm

!

Lassen Sie unbedingt Ihren Eisengehalt im Blut bestimmen. Das sogenannte Ferritin, ein Maß für die Füllung der Eisenspeicher, muss über 50 Mikrogramm pro Liter (µg/l) liegen.

Wird bei Ihnen eine dieser Diagnosen gestellt und als Ursache für Blutverlust oder Eisenmangel beseitigt, dann verbessern sich die RLS-Beschwerden schnell – vorausgesetzt, dass mit einer Eisenkur in Form von Kapseln oder Infusionen die Eisenspeicher des Körpers wieder aufgefüllt werden. Auch mit einer entsprechenden Ernährung kann dieser Prozess unterstützt werden. Mehr dazu lesen Sie ab S. 53.

RLS kann in jedem Lebensalter auftreten

Bisher noch unbekannte Einflussfaktoren führen offensichtlich dazu, dass die ersten Krankheitssymptome in jedem Lebensalter auftreten können. So vermuten Neurologen und Kinderärzte inzwischen, dass sich RLS schon im Kindesalter zeigen kann. Offensichtlich muss man dumpfe Beinschmerzen bei Kindern, die bisher als „Wachstumsschmerzen" bezeichnet wurden, als Symptome von RLS deuten. Vor allem dann, wenn bei ihnen auch ein nächtliches Strampeln, zerwühltes Bettzeug und „Zappeligkeit" sowie Übermüdung am Tage auftreten. Es ist zu vermuten, dass etliche von ihnen fälschlich als Kinder mit ADHS (der sogenannten Aufmerksamkeitsdefizit-/Hyperaktivitätsstörung) behandelt werden, weil man RLS bei Kindern bisher nicht wahrgenommen und kaum erforscht hat.

!

Erste Krankheitssymptome können in jedem Alter auftreten.

Bei ungefähr 40 Prozent der RLS-Betroffenen haben die Beschwerden bereits vor dem 20. Lebensjahr begonnen. Typisch ist ein Beginn der Erkrankung jedoch um das 50. Lebensjahr. Immer wieder finden sich aber auch Menschen, die erst im achten Lebensjahrzehnt die ersten Symptome zeigen. Warum so unterschiedliche Ausprägungen des RLS beobachtet werden und warum die Erkrankung in gänzlich verschiedenen Lebensabschnitten beginnen kann, muss die zukünftige Forschung aufdecken.

Ebenfalls häufig betroffen sind Schwangere – so treten leichte bis heftige Symptome des RLS bei 30 Prozent der werdenden Mütter auf, verschwinden aber nach der Entbindung wieder.

Dazu berichten Betroffene:

„Bei mir begann das RLS bei einem Urlaub in den Bergen. Damals – beide waren wir Anfang 40 – sind mein Mann und ich täglich viele Stunden im Hochgebirge gewandert. Abends hatte ich erhebliche Schmerzen der Muskeln und Gelenke sowie heftigen Muskelkater und in der Nacht eine entsetzliche Unruhe der Beine, die nur durch Umherlaufen, nicht aber durch mitgebrachte Schmerzmittel zu lindern war. Erst viele Monate später und nach einer Ärzte-Odyssee stellten sich die Beschwerden als Restless Legs heraus. Hinterher berichtete übrigens meine Mutter, dass ich schon als Kind über nächtliche Schmerzen in den Beinen geklagt hätte und oft nachts aufgestanden sei, um zu spielen."

„Nachdem meine Kinder das Haus verlassen hatten, um eine Ausbildung zu beginnen, bekam ich mit 46 Jahren erhebliche Schlafstörungen. Nächtelang bin ich durch die Wohnung gewandert, während mein Partner seelenruhig schlief. Sobald ich mich wieder hinlegte, erfasste mich eine furchtbare Unruhe, vor allem in den Beinen, die erst durch Umhergehen wieder verschwand. Mein Hausarzt diagnostizierte eine Depression, er nannte es „Empty-Nest-Syndrom", weil ich nach dem Auszug der Söhne unausgefüllt sei. Ich wollte das nicht akzeptieren, zumal die mir dann verschriebenen Antidepressiva die Unruhe eher verschlimmerten als verbesserten. Ich suchte daher noch weitere Ärzte auf, bis endlich ein Neurologe die Diagnose Restless Legs stellte. Seither bin ich mit der richtigen Medikation fast beschwerdefrei."

„Mit Mitte 70 stellten sich bei mir, dem ‚aktiven Rentner', am Abend, in der Nacht und später sogar schon am Nachmittag, wenn ich in Ruhe lesen oder Musik hören wollte, Schmerzen und Missempfindungen der Beine ein, die nur durch Aufstehen und Herumgehen gelindert werden konnten. Ich dachte, dies sei durch meine Verschleißerscheinungen an der Wirbelsäule, durch meine bekannten Durchblutungsstörungen der Beine oder einfach durch zu viel Aktivität am Tag ausgelöst worden.

Mein Arzt schüttelte aber nur den Kopf und wusste sofort, dass meine Symptome typisch für das RLS sein könnten. Er gab mir daher eine einzelne Test-Tablette eines hochwirksamen Medikamentes mit, das sofort geholfen hat. Seither geht es mir mit entsprechender Medikation recht gut. Die Beschwerden von der Wirbelsäule und den Krampfadern her sind geblieben, aber Getriebenheit und Missempfindungen sind weg."

„Während jeder meiner beiden Schwangerschaften, bei denen ich 24 und 28 Jahre alt war, bekam ich schon innerhalb der ersten drei bis vier Monate nächtelang schlimme Schmerzen, Druckgefühle und unkontrollierbare Muskelzuckungen in beiden Beinen. Meine Gynäkologin kannte dieses Phänomen und nannte es „Restless Legs". Leider konnte sie mir außer Magnesium-, Vitamin- und Eisentabletten nichts dagegen verordnen, weil stärkere Medikamente dem Embryo schaden würden. Mit diesen Maßnahmen und dem wichtigen Ziel, dass meinen Kindern nichts passieren sollte, habe ich irgendwie die weiteren Monate überstanden. Nach der Entbindung – vielleicht durch die Hormonumstellung – waren alle Beschwerden verschwunden."

RLS kann primär oder sekundär sein

!

RLS kann angeboren und ohne erkennbare Ursache oder erworben im Rahmen anderer Auslöser auftreten.

Ärzte unterscheiden zwischen zwei Formen des Restless-Legs-Syndroms: Das primäre RLS ist angeboren und kann unerwartet in jedem Lebensalter auftreten. Dem sekundären RLS liegt vermutlich ebenfalls eine genetische Veranlagung zugrunde, es wird aber durch äußere Umstände gebahnt oder verschlechtert.
Die Auslöser eines sekundären RLS sind ganz unterschiedlich:

- Blutarmut bei Eisenmangel oder heftigem Blutverlust, bei der dem Körper nur zu wenige und zu kleine Blutkörperchen zur Verfügung stehen (siehe auch oben)
- eine Über- oder eine Unterfunktion der Schilddrüse (Hyperthyreose und Hypothyreose)
- ein schlecht eingestellter Diabetes mellitus, also ein ständig erhöhter Blutzuckerspiegel

- eine Störung der Nierenfunktion, bei der die Nieren nur noch so eingeschränkt arbeiten, dass bestimmte Stoffe nicht mehr ausreichend aus dem Blut gefiltert werden können. Im Endstadium dieser sogenannten Niereninsuffizienz kann es zur Urämie kommen, einer Überschwemmung des Körpers mit nicht ausgeschiedenen Giftstoffen. Dann wird eine vorübergehende oder ständige Dialyse zur Blutwäsche notwendig. Tatsächlich leidet der größte Teil der Patienten einer Dialysepraxis unter unruhigen Beinen! Den Nephrologen, also den Fachärzten für Nierenheilkunde, sind daher das RLS und seine Therapie sehr gut bekannt.
- eine Vielzahl von Medikamentengruppen. Da diese in einem eigenen Kapitel vorgestellt werden (siehe S. 87), seien hier nur als besonders riskant die sogenannten Neuroleptika erwähnt. Das sind Substanzen, die zur Therapie von Wahnvorstellungen bei psychisch Kranken angewendet werden.

Und so beschreiben weitere Betroffene, wie das RLS begann:

„Ich glaube, bei mir haben die unruhigen Beine angefangen, nachdem ich das erste Mal zum Blutspenden gegangen bin. Leider hat mich darüber niemand vorher aufgeklärt."

„Mein Arzt hat mir gegen meine Rastlosigkeit ein Beruhigungsmittel verschrieben, das alles nur noch viel schlimmer gemacht hat. Auch ein Antidepressivum führte zu einer Verschlechterung meiner nächtlichen Unruhe. Da habe ich alles abgesetzt, und die Beschwerden gingen langsam auf das ursprüngliche Maß zurück."

„Als ich wegen einer schweren Infektion einen stark erhöhten Blutzuckerspiegel bekam, wurden auch die Unruhe und die Muskelzuckungen der Beine deutlich schlechter. Erst mit einer besseren Einstellung meines Diabetes besserte sich auch das RLS."

„Im letzten Sommer wurde mein Restless-Legs-Syndrom immer unerträglicher. Schließlich fand mein Hausarzt heraus, dass ich eine zunehmende Schilddrüsenüberfunktion entwickelt hatte. Nachdem diese erfolgreich behandelt wurde, gingen auch Unruhe und Schlafstörungen schnell zurück."

Achten Sie auf eine schleichende oder plötzliche Verschlechterung Ihrer Beschwerden!
Sehr oft stellen andere körperliche Erkrankungen oder neu verordnete Medikamente die Ursache dafür dar. Lassen Sie sich dann rasch beim Hausarzt oder Internisten auf die oben genannten Erkrankungen hin untersuchen. Lehnen Sie die – an sich sinnvolle und gewünschte – Blutspende ab! Vermeiden Sie eine Blutarmut durch einseitige und eisenarme Ernährung wie vegane oder streng vegetarische Kost.

Bei Verschlechterung der Beschwerden sollten Sie sofort mit dem Arzt abklären, ob die neu verordneten Medikamente Ursache dafür sein können.

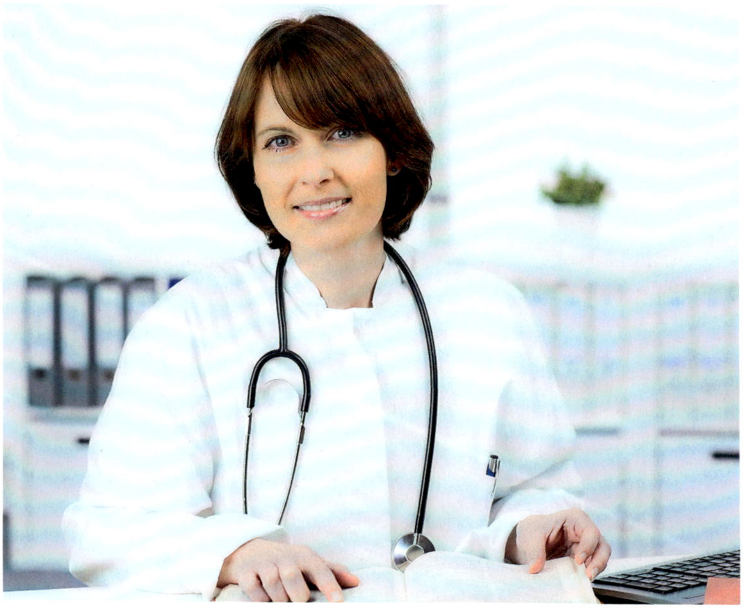

Die Diagnose von RLS

In der Medizin sollen sich die Ärzte nach sogenannten „Leitlinien“ richten, die von ausgesuchten, unabhängigen Fachleuten zu den verschiedensten Krankheitsbildern entwickelt, überprüft und ständig auf den neuesten wissenschaftlichen Stand gebracht werden. Auch für das Restless-Legs-Syndrom gibt es von Experten ausgearbeitete medizinische Leitlinien, die „Leitlinien der Deutschen Gesellschaft für Neurologie (DGN) zur Behandlung des Restless-Legs-Syndroms“. Für die Stellung einer korrekten Diagnose bei RLS muss der Patient gemäß den Leitlinien folgende vier Minimalkriterien aufweisen:

1. einen Bewegungsdrang der Beine, meist in Verbindung mit Missempfindungen oder Schmerzen, welcher
2. ausschließlich in Ruhe und Entspannung auftritt und
3. durch Bewegung gebessert wird oder zum Stillstand kommt, sowie
4. eine Tagesrhythmik mit Überwiegen der Symptome am Abend und in der Nacht zeigt

Allerdings existieren auch eine Reihe weiterer Erkrankungen, die RLS-ähnliche Symptome verursachen können. Erkrankungen, die von RLS abgegrenzt werden müssen, sind:

- Muskelkrämpfe, z. B. bei Magnesiummangel
- Einschlafzuckungen
- Beinschwellungen und Krampfaderbeschwerden
- Muskelentzündungen
- Wirbelsäulenschäden mit sogenannten „Ischiasbeschwerden“
- arterielle Durchblutungsstörungen der Beine
- Nervenschäden der Extremitäten durch Gifte, Alkoholismus, Diabetes mellitus u. v. a.
- Medikamentenfolgen mit allgemeiner motorischer Unruhe
- rheumatische Beschwerden der Muskeln und Gelenke

Das Syndrom der unruhigen Beine kann ohne Grund ganz plötzlich oder auch als Folge der oben genannten Erkrankungen auftreten. Ein erstmalig betroffener Patient muss immer auf die beschriebenen Störungen oder auslösende Medikamente hin untersucht werden.

Untersuchung durch Ihren Arzt

Wenn sich nun ein Patient mit den Symptomen von Restless Legs bei seinem Arzt vorstellt, sollte dieser in einem ersten Schritt klären, ob es sich um ein primäres oder ein sekundäres RLS handelt. Dazu muss er alle nötigen Laborwerte untersuchen und eine Überprüfung sämtlicher Medikamente, die der Patient aktuell einnimmt, vornehmen. Erweist sich der Betroffene unter diesen Gesichtspunkten als völlig gesund und nimmt auch keines der bei RLS unerwünschten Medikamente ein, dann leidet er mit Sicherheit an einem erstmals aufgetretenen primären Restless-Legs-Syndrom. Das bedeutet, an einer angeborenen Form, die nicht durch Erkrankungen oder äußere Einflüsse verstärkt wird.

Kommt es im Laufe der Erkrankung an RLS zu einer Zunahme der Beschwerden, müssen stets erneut alle Untersuchungen durchgeführt werden, die Aufschluss über mögliche neue Auslöser für eine Verschlechterung geben können.

!

Im Laufe der Erkrankung müssen die ärztlichen Untersuchungen immer dann wiederholt werden, wenn eine Verschlechterung eintritt.

Bestimmung der Laborwerte

Ganz konkret sind folgende Laborwerte zu Beginn der Erkrankung und bei Verschlimmerung der Symptomatik zu bestimmen:

Zur Überprüfung des Blutbildes muss der sogenannte Hämoglobinwert gemessen werden. Dieser gibt die Menge an rotem Blutfarbstoff an, der Sauerstoff binden kann. Weiterhin der Hämatokrit, welcher das Verhältnis von roten Blutkörperchen zu flüssigen Blutbestandteilen anzeigt. Und als Drittes der Parameter Ferritin. Wie Sie oben schon gelesen haben, gibt dieses das Maß des im Körper gespeicherten Eisens an und soll bei RLS über 50 Mikrogramm pro Liter liegen. Sind Hämoglobin und Ferritin zu niedrig, verschlechtert sich das RLS.

Zur Überprüfung der Stoffwechseleinstellung bei einem Diabetes mellitus werden der jeweilige Blutzuckerwert und der sogenannte HbA1c bestimmt, wobei Letzterer über die Güte der Diabetes-Einstellung der letzten sechs bis acht Wochen Auskunft gibt. Eine schlechte diabetische Stoffwechsellage kann die Symptome des RLS verstärken.

Zur Überprüfung der Nierenfunktion wird der Stoff Kreatinin im Blutserum bestimmt. Liegt dieser oberhalb des Normalbereichs, arbeiten die Nieren nicht mehr regelrecht, und Kreatinin wird im Blut angereichert statt ausgeschieden. Auch hierdurch kommt es zu einer Verschlechterung des RLS, vor allem bei Dialysepatienten.

Schließlich wird zur Überprüfung der Schilddrüsenfunktion das Hormon TSH gemessen. Je nach dessen Höhe im Blutserum kann Ihr Arzt auf eine übersteigerte oder eine zu schwache Funktion Ihrer Schilddrüse schließen. In beiden Fällen kann sich ein Restless-Legs-Syndrom verschlimmern.

!

Der Arzt untersucht in der Regel verschiedene Laborwerte, die den Blutfarbstoff, Blutzuckerwerte, die Nierenfunktion und die Arbeit der Schilddrüse beschreiben.

Schritt für Schritt zur Diagnose

Wenn Sie glauben, am Restless-Legs-Syndrom zu leiden, weil Ihre Symptome zu den klassischerweise beschriebenen zu passen scheinen, dann sprechen Sie zunächst Ihren Hausarzt darauf an. Falls er sich mit RLS gut auskennt, kann er die nötigen Schritte einleiten. Ansonsten wird er Ihnen eine Überweisung zu einem Facharzt für Neurologie ausstellen, damit Ihre Beschwerden dort weiter abgeklärt werden.

Ihre Hausarztpraxis sollte aber noch andere, ähnliche Krankheitsbilder in Erwägung ziehen und daraufhin bei Ihnen eine erweiterte Diagnostik einleiten. Wenn Ihr Hausarzt sich über RLS informiert hat, wird er zunächst die oben genannten Störungen, die RLS hervorrufen oder verschlechtern können, mittels Laboruntersuchungen abklären.

Folgende weitere Schritte sind am Anfang Ihrer Erkrankung einmalig sinnvoll. Wenn sich ein RLS bei Ihnen bewahrheitet, müssen diese nicht mehrmals durchgeführt und in der Regel auch später nicht wiederholt werden.

!

Bei Verdacht auf RLS sollten parallel zu den nötigen neurologischen und internistischen Untersuchungen eine orthopädische Abklärung und der Status der Beindurchblutung erhoben werden.

Untersuchung der Wirbelsäule

Hierbei handelt es sich um eine Untersuchung der Knochen, der Bandscheiben und der dort austretenden Nerven. Damit soll geklärt werden, ob Ihre Schmerzen hervorgerufen werden durch einen Bandscheibenvorfall, eine zu starke Verknöcherung (Verschleiß) an der Wirbelsäule oder eine Verengung des Wirbelkanals, in dem diejenigen Nerven verlaufen, die Ihre Beine versorgen. Wenn sich hier Auffälligkeiten ergeben sollten, müssen Sie natürlich eine weitere radiologische, orthopädische oder neurochirurgische Abklärung und Behandlung erhalten. Es könnte allerdings durchaus sein, dass Sie auch noch an RLS leiden! Lassen Sie sich gegebenenfalls unbedingt zusätzlich neurologisch untersuchen.

Untersuchung der Blutgefäße der Beine

Hier prüft ein spezialisierter Arzt, z. B. ein Angiologe (Spezialist für Blutgefäße) oder ein Phlebologe (Arzt für Venenheilkunde) die Durchblutung Ihrer Beine. Mittels eines speziellen Ultraschallverfahrens, dem sogenannten Gefäß-Doppler, und anderer technischer Methoden werden der Zufluss des sauerstoffreichen und der Abfluss des verbrauchten Blutes in Ihren Beinen gemessen. Beide Verfahren sind harmlos und schmerzfrei, können aber genau feststellen, ob Ihre Beschwerden mit einer mangelhaften Durchblutung verbunden sind.

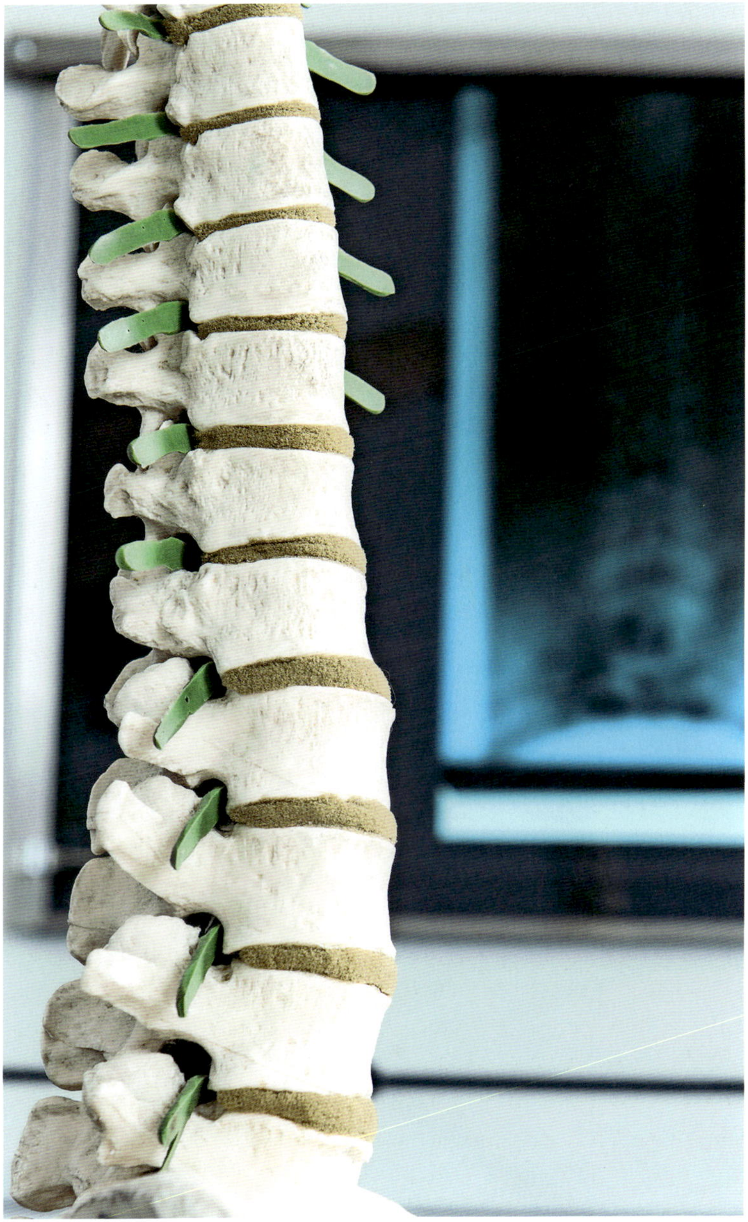

Bei der Untersuchung der Wirbelsäule soll geklärt werden, ob Ihre Schmerzen durch einen Bandscheibenvorfall oder durch Verschleiß hervorgerufen werden.

Liegt eine Verengung der Beinarterien, die sogenannte pAVK (periphere Arterielle Verschlusskrankheit) vor, so entstehen typische Schmerzen bei Belastung der Beine, aber kaum in Ruhe. Dieses Phänomen wird „Schaufensterkrankheit" genannt, weil Betroffene nur kurze Strecken – z. B. von Schaufenster zu Schaufenster – gehen können und immer wieder stehen bleiben müssen, bis wieder sauerstoffreiches Blut in die verengten Arterien der Beine hineingeflossen ist.

Abflussstörungen des Blutes aus den Beinen entstehen durch Krampfadern, wenn defekte Venenklappen verbrauchtes, sauerstoffarmes Blut in die Beine sacken lassen und nicht schnell genug zurück zum Herzen transportieren. Der Blutstau in den Beinen verursacht dann einen schwer erträglichen Druck in Unter- und Oberschenkeln, der sehr wohl mit Beschwerden wie bei RLS verwechselt werden kann. Natürlich kommen beide Störungen, nämlich Krampfadern (in der Medizin Varizen oder Varicosis genannt) und Restless Legs auch gemeinsam vor. Leider verstärken die dann verordneten Kompressionsstrümpfe bei den meisten RLS-Betroffenen die Beschwerden erheblich!

Kompressionsstrümpfe sind für Sie tabu

Wichtig! Kompressionsstrümpfe und -strumpfhosen gegen Krampfadern oder Thrombosen verursachen durch ihren Druck auf das Gewebe der Beine verstärkte Beschwerden des RLS! Schmerzen und Muskelzuckungen können dadurch schlimmer werden als je zuvor. Wenn es nicht lebensnotwendig ist, sollten Menschen mit Restless Legs *keine* Kompressionsware tragen.

Untersuchung der Nerven, die Beine und Arme versorgen

Da beim RLS Nervenschmerzen und Nervenstörungen eine wesentliche Rolle spielen, müssen Sie natürlich auch daraufhin untersucht werden, ob andere Ursachen zu einer Schädigung von

Nerven in Ihren Extremitäten geführt haben könnten. Ein Facharzt für Neurologie wird bei Ihnen daher, bevor er die Diagnose RLS bestätigen kann, andere Nervenerkrankungen ausschließen müssen. Hier kommen Schädigungen des Rückenmarkes und/ oder der Nervenbahnen infrage, die aus der Wirbelsäule heraustreten und als sogenannte periphere, also in den Gliedmaßen liegende Nerven in Arme und Beine ziehen.

!

Ein Neurologe muss andere Nervenerkrankungen ausschließen, bevor er die Diagnose RLS bestätigen kann.

Üblicherweise können zur weiteren Abklärung eine Kernspinuntersuchung (MRT) von Wirbelsäule und Rückenmark, eventuell eine Entnahme von Rückenmarkswasser (Lumbalpunktion), eine Untersuchung der Nervenleitgeschwindigkeit an den Beinen (NLG) und Labortests (z. B. Vitamin- und Blutzuckerspiegel sowie Giftsubstanzen im Serum) veranlasst werden. Leiden Sie tatsächlich an RLS, so fallen alle diese Tests normal aus. Ergeben sich pathologische Befunde, könnten Sie an einer anderen neurologischen Störung erkrankt sein, die es dann weiter abzuklären gilt.

Untersuchung auf Parkinson

Oft wird auch diskutiert, ob Morbus Parkinson (Parkinsonsche Krankheit) vorliegen könnte. Während RLS-Patienten sich eher zu viel bewegen und motorisch unruhig sind, ist die Beweglichkeit bei Parkinson sehr stark eingeschränkt. Die betroffenen Patienten bewegen sich nur langsam, zögerlich und oft ruckartig. Obwohl auch hier die Ursache im Dopamin-Stoffwechsel liegt, sind die beiden neurologischen Störungen in ihrer Ausprägung komplett unterschiedlich. Sie treten fast nie zusammen auf. Falls Ihr behandelnder Neurologe dies dennoch vermutet, ergibt sich keine große Problematik, denn die Therapie beider Erkrankungen ist weitgehend identisch.

Die Diagnose sicherstellen

Die oben schon erwähnten „Leitlinien der Deutschen Gesellschaft für Neurologie (DGN) zur Behandlung des Restless-Legs-

Syndroms" empfehlen zwei mögliche sinnvolle Maßnahmen, um die Diagnose RLS zu sichern.

!

Die einfachste Art, ein RLS zu beweisen, besteht in der Gabe einer Testtablette L-Dopa (z. B. Restex). Wirkt diese gut und schnell, dann gilt die Erkrankung als bewiesen.

Testsubstanz verschreiben

Um seine Verdachtsdiagnose zu bestätigen, darf der behandelnde Arzt ein Medikament als Testsubstanz verschreiben, vom dem er sich eine positive Wirkung auf die Beschwerden erhofft. Hierbei handelt es sich um den körpereigenen Botenstoff Dopamin oder L-Dopa. Wenn eine einzelne, erstmals vor dem Schlafengehen eingenommene Tablette sofort hilft, die nächtlichen Beschwerden zu lindern oder ganz zu beseitigen, dann gilt dieses Vorgehen als Beweis dafür, dass der Betroffene an RLS leidet. Weitere komplizierte Untersuchungen müssen dann nicht mehr stattfinden, man kann und sollte daraufhin weiter mit L-Dopa behandeln.

Untersuchung im Schlaflabor

Wenn dieser medikamentöse Test nicht erfolgreich verläuft, wenn also L-Dopa gar nicht, nicht ausreichend oder auch nicht für längere Zeit hilfreich ist und die Symptome unterdrückt, dann kann eine weitere Abklärung im Schlaflabor erwogen werden. Eine solche Untersuchung ist aufwendig, für das Gesundheitswesen teuer und auch für die untersuchten Patienten belastend. Sie sollte daher nur in Zweifelsfällen, zurückhaltend und bei klarer Fragestellung eingesetzt werden.

Ist tatsächlich eine weitere Untersuchung in einem Schlaflabor notwendig, dann sollte ein neurologisches Schlaflabor, das auch auf den Nachweis von RLS spezialisiert ist, ausgewählt werden. Eine solche Unterscheidung ist nötig, da es Labore gibt, die Lungen- und Herz-Kreislauf-Erkrankungen untersuchen und ihre Patienten nicht immer auch auf RLS testen.

In einem entsprechenden Schlaflabor sollte man ein bis zwei Nächte zur Abklärung verbringen. Der Zweck ist, unter Schlafbedingungen Hirnströme und Muskelaktivitäten, vor allem die der

Beine, aufzuzeichnen und zu beurteilen. Hierzu wird der Patient in einem angenehmen Ambiente, ähnlich einem Hotelzimmer, untergebracht und mit Papierelektroden am Kopf und an den Extremitäten verkabelt. Darüber hinaus werden seine Augenmuskelbewegungen, der Sauerstoffgehalt im Blut und eventuelle Schnarchgeräusche gemessen, ein Atemfühler angebracht sowie ein EKG des Herzens abgeleitet. Insgesamt können damit die Schlaftiefe, die Sauerstoffsättigung des Blutes, der Herzschlag, die Atmung und die Muskelaktivitäten vor allem der Beine überprüft und aufgezeichnet werden.

!

In einem Schlaflabor werden Hirnströme und Muskelaktivitäten, vor allem die der Beine, aufgezeichnet und beurteilt.

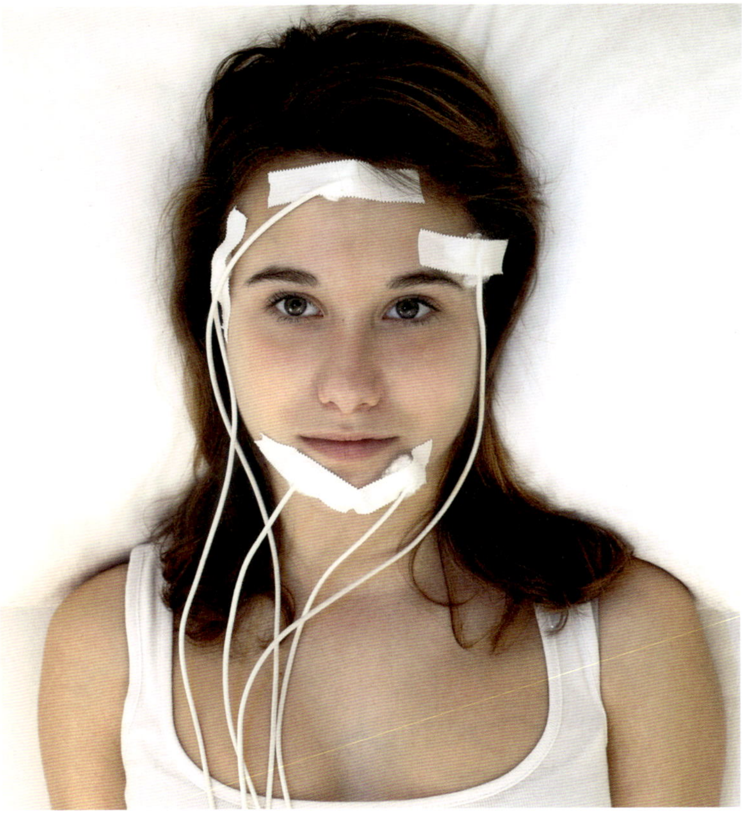

Ist tatsächlich eine weitere Untersuchung in einem Schlaflabor notwendig, dann sollte ein neurologisches Schlaflabor, das auch auf den Nachweis von RLS spezialisiert ist, ausgewählt werden.

Diese Maßnahmen werden von den untersuchten Patienten sehr unterschiedlich empfunden – viele schlafen trotz der diversen Verkabelungen und Fühler gut, andere berichten von einer Tortur. Dabei gewähren die verwendeten Kabel ausreichend Bewegungsfreiheit und können vor einem Toilettengang schnell abgenommen werden. Belastend ist es aber oft, dass vor der Untersuchung die bisher eingenommenen Medikamente abgesetzt werden müssen. Die folgende Nacht im Schlaflabor wird dann oft zur Qual, auch wenn sie dem ersehnten Nachweis der Erkrankung oder einer Umsetzung der Medikation dient. Leider sollte man unter diesen belastenden Umständen oft zwei Nächte im Schlaflabor verbringen – die erste dient der Eingewöhnung, in der zweiten ist man praktisch in „vertrauter Umgebung" und kann eher so schlafen, wie es das RLS erlaubt. Erst von den Ableitungen des zweiten Durchgangs erhoffen sich die Fachärzte dann echte, belastbare Aussagen über Art und Schwere der Störung.

Von den Mitarbeitern des Schlaflabors werden mit unterschiedlichen Testverfahren vor allem die Schlaftiefe und die Erweckbarkeit durch unbewusste Beinbewegungen beurteilt, weil Letztere für das RLS typisch sind.

Im Schlafrhythmus von Gesunden kommt es in einer normalen Nacht zunächst zu einer Einschlafphase, später dann mehrfach zu Tiefschlafzeiten und dazwischen zu dem sogenannten REM-Schlaf mit schnellen Augenbewegungen, in dem unsere Träume stattfinden. Diese sonst natürlichen Abläufe sind bei RLS-Betroffenen massiv gestört. Bei ihnen treten immer wieder in regelmäßigen Abständen sogenannte „periodische Beinbewegungen" auf, die von den Muskelfühlern abgeleitet und aufgezeichnet werden können. Diese Bewegungen führen zu Weckreaktionen, die die Betroffenen auch spüren. Dies bedeutet, sie werden immer wieder durch ihre Muskelzuckungen wachgerüttelt und erreichen niemals die eigentlich lebensnotwendigen, erholsamen Tiefschlafphasen. Entweder werden sie in regelmäßigen Abständen in einen flachen Schlaf zurückgeworfen oder wachen sogar ganz wieder auf, ausgelöst durch die nicht kontrollierbaren Bewegungen ihrer Extremitäten.

Dies lässt sich beim parallelen Betrachten der Ableitungen von Hirnstromkurve und Muskelimpulsen sehr gut erkennen und nachweisen. Solche Weckreaktionen durch unwillkürliche Muskelbewegungen werden „Arousals" genannt. Sie führen zu einer sehr schlechten Schlafqualität ohne Tiefschlafphasen. Menschen, die dieses lange erleiden müssen, sind am Tag nicht ausreichend ausgeruht und klagen natürlich über Tagesmüdigkeit, Reizbarkeit und gedrückte Stimmung.

!

Werden im Schlaflabor „Arousals" nachgewiesen, das bedeutet Aufwachreaktionen durch unkontrollierte Beinbewegungen, dann gilt die Diagnose „RLS" als bestätigt.

Die Fachärzte im Schlaflabor können also anhand der abgeleiteten Kurven und Messergebnisse sehr genau beurteilen, ob ein untersuchter Patient an RLS oder etwa an einer anderen Störung leidet. Hier müssen vor allem das sogenannte Schlaf-Apnoe-Syndrom, die Narkolepsie (also Schlafsucht), aber auch die als normal anzusehenden Einschlafzuckungen als sogenannte „Differentialdiagnosen" (d. h. andere ähnliche Krankheitsbilder) in Betracht gezogen werden. Wenn die dort gestellte Diagnose aber „Restless Legs" lautet, dann bedeutet das erfreulicherweise eine erfolgreich behandelbare Störung mit gutartigem Verlauf. Hingegen sind das Schlaf-Apnoe-Syndrom und die Narkolepsie leider Krankheitsbilder mit zwar ähnlichen Symptomen, aber oft schlechterer Prognose, die eine sofortige umfangreiche Behandlung erfordern. In sehr seltenen Fällen wird manchmal nachgewiesen, dass die Untersuchten gleichzeitig an RLS und einer der anderen Störungen erkrankt sind.

Wenn durch die Testdosis L-Dopa und/oder die Untersuchungen im Schlaflabor zweifelsfrei feststeht, dass Sie an einem Restless-Legs-Syndrom leiden, können Sie erleichtert sein! Denn dann stehen Ihnen heute gute, verträgliche, preiswerte und auch langzeitig wirkende Therapiemöglichkeiten zur Verfügung.

Patientengeschichte von Dieter Röll: Meine Restless-Legs-Diagnose – eine Odyssee

Mit Anfang 50, Ende der 1980er-Jahre, hatte ich einen stressigen Beruf, der mich nervlich sehr anspannte. Dass ich damals jeden Morgen schweißnass aufwachte und dabei sporadisch Missempfindungen im ganzen Körper spürte, führte ich auf meine berufliche Situation zurück. Hinzu kam ein sehr unangenehmes Kribbeln in den Beinen; manchmal war sogar der ganze Körper betroffen. Eine besondere Häufung dieser Beschwerden beobachtete ich während einer Vollmondphase. Beides – Stress und Vollmond – waren für mich sehr einleuchtende Gründe dafür, dass an einen erholsamen Schlaf überhaupt nicht zu denken war.

In dieser Zeit lief auf RTL die sehr erfolgreiche Talkshow „Schreinemakers". In einer Sendung wurden Personen vorgestellt, die unter Krankheiten litten, die damals nur wenig bekannt waren. Als meine Frau zufällig die Sendung einschaltete, sagte sie zu mir: „Du hast wahrscheinlich ein Restless-Legs-Syndrom."

Mit dem Begriff konnte ich damals nichts anfangen. Zur weiteren Aufklärung besuchte ich meinen Hausarzt und schilderte ihm meine Beschwerden wie auch meine Vermutung. Der Hausarzt verneinte daraufhin meinen Verdacht und betonte vehement, dass er diese seltene Krankheit bei mir klar ausschließen würde.

Inzwischen hatte ich von einer Selbsthilfegruppe in München gehört. Dort sollte eine Tagung stattfinden, auf der Fachärzte über Symptome und neueste Behandlungsmethoden des Restless-Legs-Syndroms berichten würden. Ich nahm mir ein paar Tage frei und fuhr mit meiner Frau nach München. Was ich dort hörte, verdichtete aufs Neue meine Befürchtung, an der Krankheit RLS zu leiden.

Ich berichtete meinem Hausarzt von meinen neuen Erkenntnissen, und er überwies mich an eine Neurologin. Dort wurden unter anderem elektromagnetische Untersuchungen durchgeführt, mit dem Ergebnis, dass ich sehr wahrscheinlich an dem sogenannten Restless-Legs-Syndrom litt. In der Uni-Klinik in Göttingen wurde die Diagnose bestätigt.

In Göttingen nahm ich an einer Studie teil, in der drei verschiedene pharmazeutische Präparate zum Einsatz kamen. Leider brachten diese für mich nicht die ersehnte Hilfe. In dieser Zeit hörte ich von der Ärztin Dr. Cornelia Goesmann, die einschlägige medizinische Erfahrung auf diesem Gebiet hatte. Sie verschrieb mir gleich zu Anfang das Präparat Sifrol 0,18 mg. Die Einnahme schlug an und brachte eine deutliche Besserung meiner inzwischen weiter ausgeprägten Beschwerden. Parallel dazu hatte ich immer wieder versucht, meine Erkrankung durch eigene Maßnahmen und Beachtung besonderer Umstände positiv zu beeinflussen. Dies gelang über die Jahre nur in geringem Maße. Leider beobachtete ich auch ein gewisses Nachlassen der Wirkung des Sifrol-Präparates, wollte die Dosierung jedoch nicht ohne Weiteres steigern.

In diesem Zusammenhang machte Frau Dr. Goesmann den Vorschlag, das Sifrol nicht notwendigerweise zu steigern, was langfristig nicht übersehbar wäre, sondern durch die Einnahme eines Opiats, nämlich Tilidin-Retardtabletten 50 mg zu ergänzen. Die Wirkung dieser Kombination war für mich verblüffend positiv, von diesem Zeitpunkt an hatte ich deutlich mehr Lebensqualität: Die mit dem Sifrol verbundenen unangenehmen Müdigkeitserscheinungen tagsüber waren auf Dauer wie verflogen. Die Umstellung war für mich ein großer Durchbruch im täglichen Leben! Um nur ein wichtiges Merkmal zu erwähnen: Ich konnte wieder Auto fahren ohne gefährliche, plötzliche Müdigkeitserscheinungen.

Ich nehme das Opiat in einer vergleichsweise geringen Dosierung seit August 2013 in Verbindung mit einer nicht gesteigerten Sifrol-Dosierung. Ich weiß, dass diese Krankheit nicht heilbar ist, im Gegenteil, sich mit zunehmendem Alter eher weiter verschlimmert. Umso dankbarer bin ich Frau Dr. Goesmann, dass sie mir mit der Verschreibung des Opiats sehr geholfen hat, zumal meines Erachtens bei einem großen Teil der neurologischen Ärzteschaft ein nicht mehr praxisgerechtes Vorurteil gegen Opiate herrscht. Auf der anderen Seite muss der betroffene Patient selbstverständlich auch verantwortungsvoll mit dem verschriebenen Opiat umgehen, das heißt keine zügellose Steigerung, und das schon im ureigenen Interesse, denn bei dieser Krankheit geht es um eine Dauermedikation.

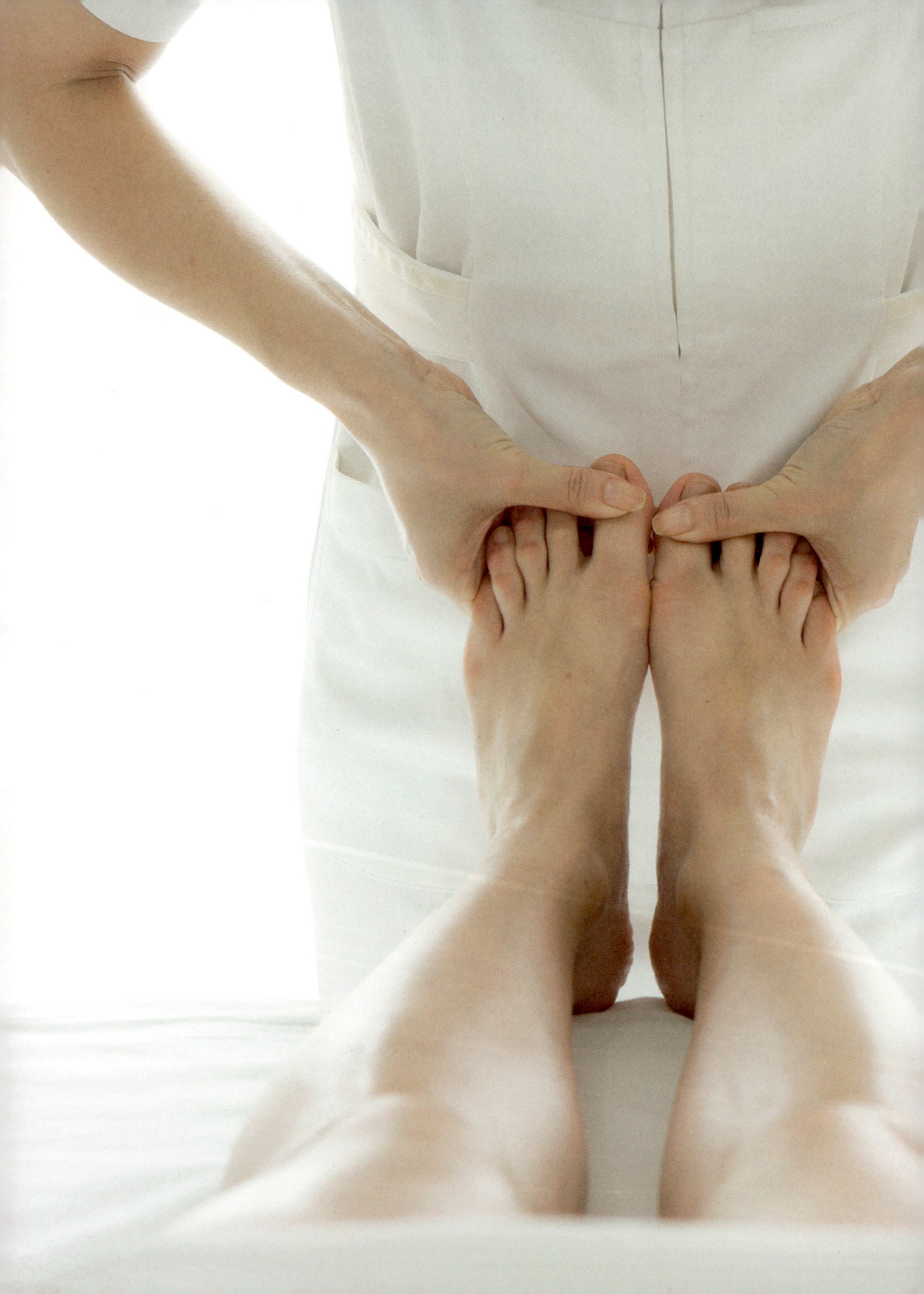

RESTLESS-LEGS-SYNDROM – DIE VIELFÄLTIGEN THERAPIEMÖGLICHKEITEN

Zum Glück kennt die Medizin heute zahlreiche Möglichkeiten, mit denen das Restless-Legs-Syndrom behandelt werden kann. Dies sind zunächst allgemeine Maßnahmen, die Sie selbst durchführen können, und naturheilkundliche Verfahren. Auch eine positive Einstellung zu Ihrer Erkrankung kann ganz wesentlich zu Ihrer Lebensqualität beitragen. Essenziell ist aber später eine gut und individuell zusammengestellte Medikation! Alles Wichtige darüber erfahren Sie in diesem Kapitel.

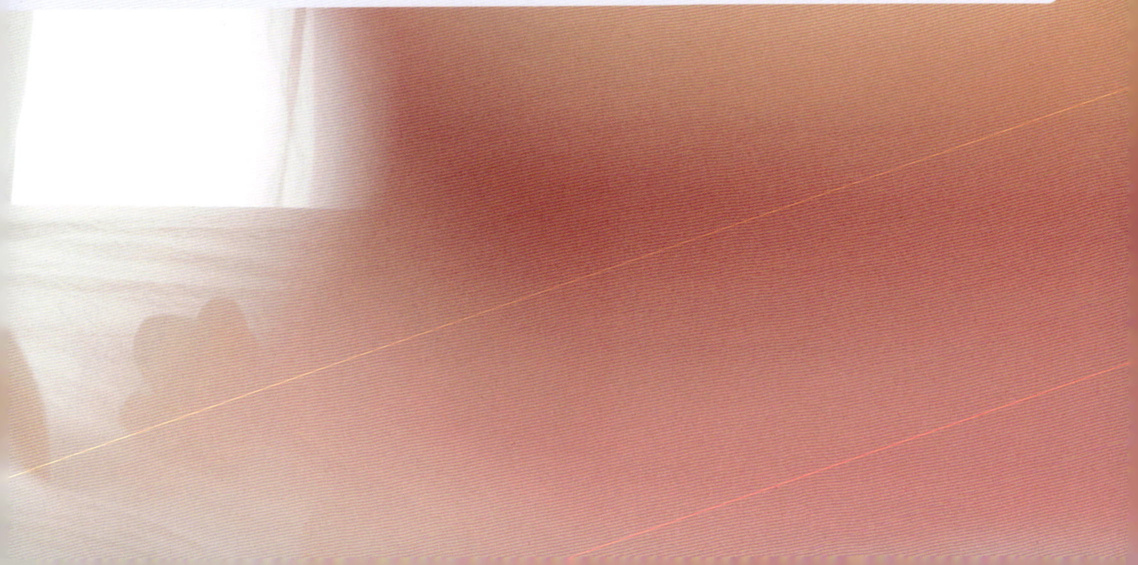

Maßnahmen, die Sie selbst durchführen können

Es hat sich gezeigt, dass viele Menschen mit RLS in eigener Regie Hilfe durch verschiedenste Hausmittel finden. Welche davon Ihnen guttun und Ihre Beschwerden lindern, kann Ihnen letztlich nur der Selbstversuch zeigen. Hier eine Auswahl allgemeiner Maßnahmen zum Ausprobieren.

Äußerliche Anwendungen

Abduschen der Beine mit kaltem oder warmen Wasser

> !
>
> Eiswickel oder Wärme: am besten, Sie probieren es aus.

Viele Betroffene berichten, dass Kälte oder auch Wärme (individuell sehr unterschiedlich!) in der Nacht Unruhe und Schmerzen lindern und es ihnen so gelingt, erneut einzuschlafen. Manche stellen sich einen Eimer mit Eiswasser neben das Bett. Oft reicht auch schon das Aufdecken der Beine in einem kalten Schlafzimmer oder das Umwickeln der Unterschenkel mit feuchten Tüchern. Hierbei wird dem Körper Wärme zum Verdunsten des nassen Tuches entzogen, und es entsteht ein hilfreiches Kältegefühl. Dieses Prinzip kennen Sie vom Wadenwickel bei Fieber. Einige Betroffene haben im Gefrierfach selbst Eislollis hergestellt und Rücken und Beine damit abgerieben – dies soll eine echte Linderung bringen!

In manchen Fällen können auch Wechselduschen vor dem Schlafengehen die Symptome lindern bzw. soweit aufschieben, dass Sie einschlafen können. Dafür duschen Sie die Beine mehrfach von unten nach oben je 20 Sekunden lang mit heißem und dann sehr kaltem Wasser ab.

Kälteanwendungen

Einer meiner Patienten hatte eine Kältemaschine gekauft, in die er die Beine bei Beschwerden legen konnte. Diese Maßnahme, täglich angewendet, habe ihm für mehrere Monate gut geholfen, dann sei der Erfolg vergangen. Eine sinnvolle Möglichkeit ist daher, in Ihrer Nähe nach einer Kältekammer für Rheumapatienten zu forschen. Bei der sogenannten Ganzkörperkältetherapie (GKKT) werden Sie dort für wenige Minuten einer Raumtemperatur von minus 110 Grad Celsius ausgesetzt. Rheumatiker berichten, dass dies die Gelenkschmerzen und -schwellungen über längere Zeit reduzieren kann. Auch Sportler wenden die Kältetherapie zur Vorbeugung von Muskelkater an. Da der Schmerzcharakter bei RLS dem von Muskelkater sehr stark ähnelt, sollte ein Therapieversuch von Ihnen erwogen werden.

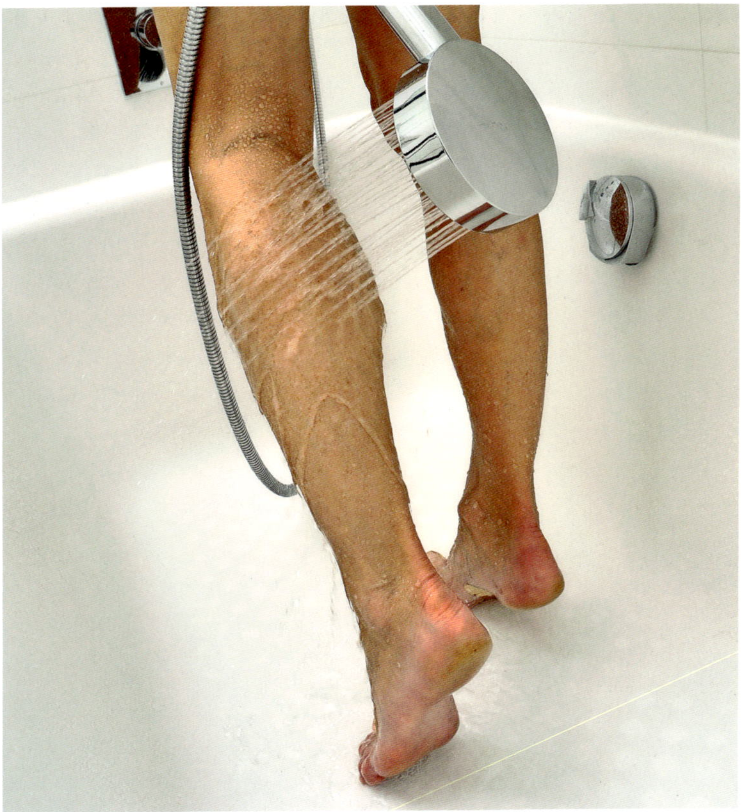

In manchen Fällen können auch Wechselduschen vor dem Schlafengehen die Symptome lindern.

Ob es in Ihrer Nähe eine Kältekammer gibt, erfahren Sie über eine Recherche im Internet oder durch einen Anruf in einer rheumatologischen Praxis.

Massageroller

Als hilfreich, weil es die Unruhe in Motorik umlenkt, wird immer wieder ein Massageroller für die Füße beschrieben. Der Massageroller ist für die Massage beider Füße gleichzeitig geeignet. Er ist so handlich, dass Sie ihn nicht nur zuhause einsetzen können, sondern auch unterwegs wie z. B. im Büro oder auf Reisen. Unter dem Stichwort „Fußmassageroller" finden Sie viele Angebote im Internet. Oder Sie fragen in einem Sanitätshaus danach.

Einreibungen mit Massageölen

!

Achtung! „Echte" Massagen können ein Auslöser für RLS sein.

Einreibungen mit Massageölen oder Franzbranntwein sollen ebenfalls die Beine beruhigen; allerdings sind echte, zupackende Muskelmassagen und die Fußreflexzonenmassage ungeeignet, weil sie als Trigger, d. h. als Auslöser für RLS wirken können. Bitten Sie Ihren Partner oder Ihre Partnerin, Ihnen bei den Einreibungen zur Hand zu gehen und langsam, bei den Füßen beginnend und mit geringem Druck, die Unter- und Oberschenkel z. B. mit Latschenkieferöl einzureiben. Diese harmonischen Minuten können Ihnen vielleicht auch das Einschlafen erleichtern!

Apropos Zweisamkeit

Schöne sexuelle Erlebnisse vor dem Schlafengehen sind ausgesprochen hilfreich gegen RLS-Beschwerden! Verführen Sie Ihre Partnerin oder Ihren Partner, wenn Sie nicht schlafen können. Denn beim Sex werden sowohl verschiedene Hormone ausgeschüttet, die vermutlich als Transmitter ähnlich wie das Dopamin wirken, als auch alle diejenigen Muskelpartien beansprucht, die ebenfalls bei RLS beteiligt sind. Durch diese mit Genuss verbundenen Muskelaktivitäten können Muskelzuckungen durch das RLS herausgeschoben oder verhindert werden.

Zehn kräftige Kniebeugen

Wenn Sie durch die muskulären Beschwerden bei RLS in der Nacht zu sehr belastet werden, dann versuchen Sie es einmal mit zehn kräftigen Kniebeugen – eine ganz einfache Maßnahme, mit der viele Betroffene gute Erfahrungen gemacht haben. Aber Vorsicht: dabei gut festhalten, um im übermüdeten Zustand bei den Kniebeugen nicht zu stürzen!

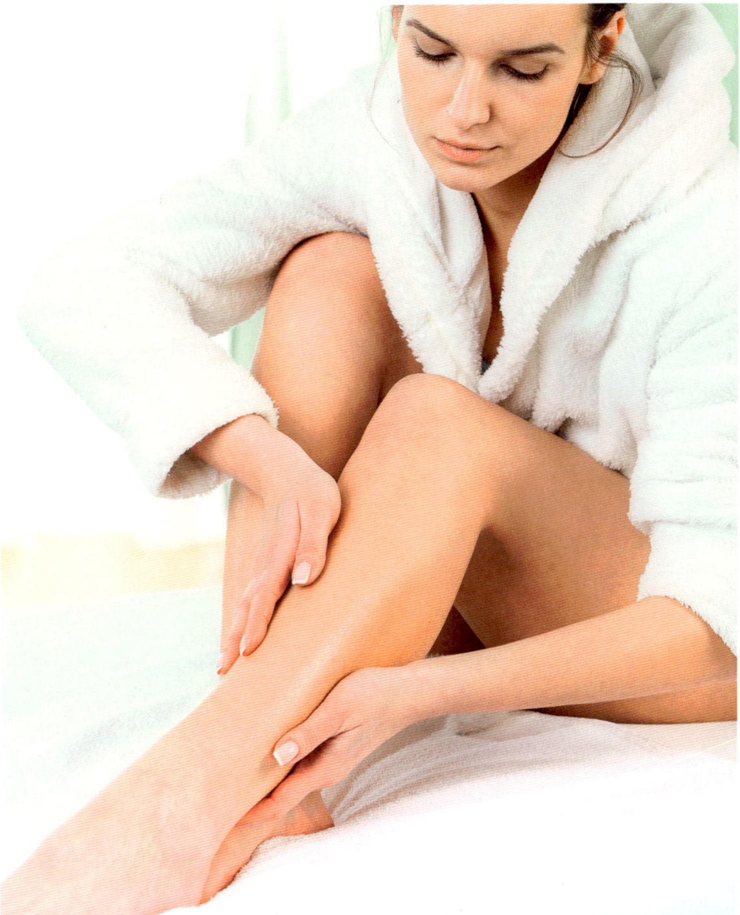

Sanfte Einreibungen mit Massageölen oder Franzbranntwein sollen ebenfalls die Beine beruhigen.

!

Treiben Sie unbedingt eine Sportart, die Ihnen Spaß macht!

Bewegung

Sport in Maßen und unter bestimmten Vorsichtsmaßnahmen, die Sie beachten sollten, gilt bei RLS als ausgesprochen hilfreich. In einer sportmedizinischen Studie führten Teilnehmer mit Restless Legs dreimal wöchentlich ein an ihre jeweilige Leistungsfähigkeit angepasstes Training auf einem Fahrradergometer durch. Darunter gingen die RLS-Beschwerden genauso zurück wie durch die Einnahme eines niedrig dosierten Dopaminagonisten (siehe S. 91). Dieses Phänomen kann gegenwärtig noch nicht wissenschaftlich erklärt werden – klar ist heute aber, dass regelmäßige Bewegung die Zellen des Körpers verjüngt und uns etliche zusätzliche Lebensjahre schenken kann.

Dabei gilt:

- Bewegen Sie sich viel, Sie können ja ohnehin nicht stillsitzen!
- Bauen Sie immer wieder Bewegung in Ihren Alltag ein. Nehmen Sie die Treppen anstelle des Lifts, das Fahrrad statt des Autos, machen Sie leichte Dehn- und Lockerungsübungen am Schreibtisch.
- Suchen Sie sich zur langfristigen Betätigung eine oder mehrere Sportarten, die Ihnen wirklich Spaß und Freude bringen.
- Treiben Sie keinen Leistungssport mit plötzlichen Spitzenbelastungen, sondern nur Formen des Ausdauertrainings.
- Steigern Sie Ihre körperliche Belastung ganz langsam. Nach sportlichen Höchstleistungen, die Sie nicht gewohnt sind, bekommen Sie mit Sicherheit einen Muskelkater. Und ein Muskelkater verschlimmert Ihre Beschwerden ganz extrem!
- Vermeiden Sie daher einseitige Belastungen, plötzliche und einmalige Bewegungsmuster wie Sportwettbewerbe, Bergsteigen nur im Urlaub und Ähnliches mehr.
- Nehmen Sie einen Hund in Ihre Familie auf – er lenkt Sie vom RLS ab und verschafft Ihnen viele schöne Stunden an der frischen Luft!

!

Wichtig: Ein Muskelkater verschlimmert die RLS-Beschwerden.

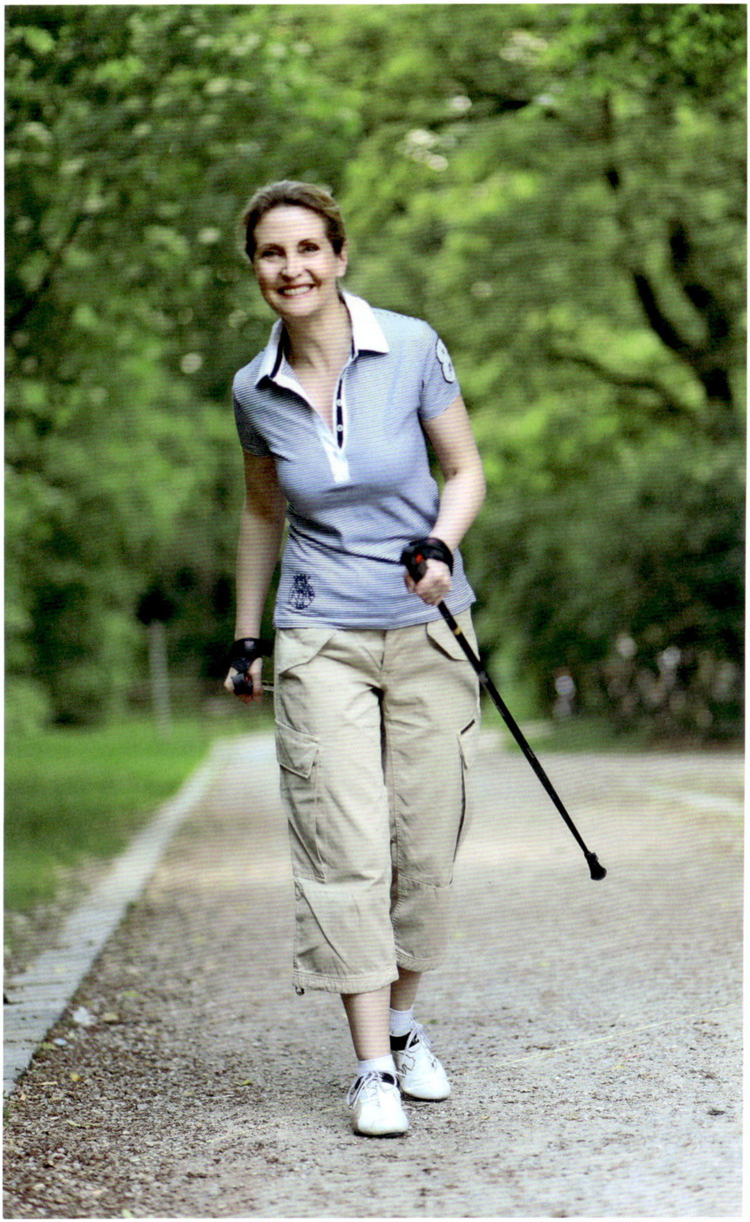

Suchen Sie sich zur langfristigen Betätigung eine oder mehrere Sportarten, die Ihnen wirklich Spaß und Freude bringen.

Geeignete Sportarten

Treiben Sie eine Sportart, die Ihnen gefällt und die zu Ihrem Alltag passt. Vermeiden Sie dabei unbedingt Bewegungen, die Ihnen einen Muskelkater bringen. Folgende Sportarten eignen sich besonders gut für Menschen mit RLS:

- Spazierengehen
- Walken
- Radfahren (draußen oder drinnen auf dem Heimtrainer)
- gemäßigtes Training auf dem Crosstrainer
- Schwimmen
- leichte Rückengymnastik
- Wandern
- bewegungsintensives Yoga oder Stretching
- Dehnübungen im Tagesablauf

Ein Tagesplan als Vorschlag

Inzwischen steht außer Frage, dass regelmäßige körperliche Aktivität für die Gesundheit förderlich ist. Doch wie Sie gelesen haben, wirkt sich nicht jede Art von Bewegung günstig auf RLS-Beschwerden aus. Insbesondere die abendliche Ausübung kann eine unangenehme Nacht bewirken. Auf Bewegung muss bei RLS nicht verzichtet werden, sondern Sport gilt insgesamt als empfehlenswert. Wie Sie die positiven Wirkungen von Bewegung am besten für sich nutzen, können Sie exemplarisch dem folgenden Tagesplan entnehmen.

Bewegung am Morgen:

- 20 Minuten Joggen oder Walken
- 20 Minuten Spaziergang mit Ihrem Hund
- Radfahren zum Arbeitsplatz und zurück
- 30 Minuten Schwimmen vor der Arbeit oder der Tagesroutine
- Gymnastikübungen zuhause, die Sie in einem Kurs erlernt oder auf einer DVD gespeichert haben

Bewegung tagsüber oder am Arbeitsplatz:

- Treppensteigen statt Lift
- Arbeiten am Stehpult
- Aufsuchen der Kollegen statt telefonieren
- Bewegungspausen mit Dehnübungen und Kniebeugen
- Spaziergang von 30 Minuten in der Mittagspause
- große Runde mit dem Hund von 60 Minuten
- Schwimmen, Joggingrunde, Golfspielen, Wanderung, Radtour, Tennis – ganz nach Ihren Vorlieben

Bewegung nach der Arbeit oder spätnachmittags: Wie oben geschildert.

Bewegung am späten Abend: Eher vorsichtig und kurz, z. B. eine Gassirunde mit dem Hund oder ein kurzer Spaziergang um den Block. Wenn Sie abends sehr aktiv werden, sind Sie eventuell zu wach und aufgeputscht, um gut einschlafen zu können.

Aktivitäten am Wochenende: Auch hier sind Ihrer Phantasie und Ihren Vorlieben keine Grenzen gesetzt. Besonders empfehlenswert, weil sanft und dosierbar, sind Radtouren, Golfrunden, leichte Wanderungen, erholsame Stunden am Wasser mit Schwimmen, Rudern und Ballspielen. Wenn Sie gerne in einem Fitnessstudio trainieren wollen, dann gilt hier wie für alle anderen Sportarten: langsamer Beginn und stetiges Auftrainieren! Falls Sie sich zu intensiv belasten, werden Sie ab dem zweiten Tag nach dem Training verstärkte RLS-Beschwerden verspüren und müssen Ihre Medikamentendosis erhöhen!

Besser schlafen

Über 90 Prozent der Menschen mit RLS leiden an Schlafstörungen. Zum Glück gibt es eine ganze Reihe von Empfehlungen, die Ihnen zu einem besseren Schlaf verhelfen können. Damit Sie davon optimal profitieren können, sollten Sie einige Fakten rund um das Thema Schlaf kennen: Warum müssen Tiere wie auch Menschen schlafen? Wie viele Stunden Schlaf braucht der gesun-

!

Über 90 Prozent der Menschen mit RLS leiden an Schlafstörungen.

de, aktive Mensch überhaupt? Was passiert eigentlich im Schlaf? Ist es schlimm, wenn ich nicht so gut schlafe?

All diesen Fragen widmet sich die Somnologie, die Schlafforschung. Dennoch wissen wir heute immer noch wenig über die physiologischen Vorgänge im Körper, die ablaufen, wenn wir müde werden und einschlafen. Sicher sind aber folgende Aussagen:

!

Wir schlafen heute im Schnitt etwa eine Stunde weniger pro Nacht als unsere Vorfahren vor 100 Jahren.

Schlaf ist lebensnotwendig. Schlafentzug gilt als Folter, und Tiere wie Menschen, die nicht mehr schlafen dürfen, sterben daran. Das individuelle Schlafbedürfnis schwankt zwar, man geht jedoch davon aus, dass gesunde Kinder im Schulalter neun bis zehn Stunden Schlaf brauchen, Erwachsene sieben bis acht Stunden. Derzeit erreichen viele Menschen, vor allem in den Industrienationen, diese Zeiten nicht.

Normaler Schlaf setzt sich aus Einschlaf- gefolgt von Tiefschlafphasen und sogenanntem REM-Schlaf zusammen. Allesamt sind sie lebensnotwendig: In den Tiefschlafphasen finden Regenerationsprozesse wie Zellaufbau, Wachstum bei Kindern, Kalorienverbrennung, Immunabwehr oder eine vermehrte Ausschüttung von Hormonen statt; im REM-Schlaf, erkennbar an schnellen Augenbewegungen unter den Oberlidern (REM = *rapid eye movements*), verarbeiten wir im Traum Ereignisse des Tages. Dies dient der emotionalen und intellektuellen Bewältigung, aber auch der Speicherung von Erlebtem im Gehirn als Erinnerung. Im REM-Schlaf kann das Gehirn diese Erinnerungen auch überprüfen, dabei Unwichtiges von Wichtigem trennen und ersteres dann vergessen.

Schlaf dient auch dazu, Giftstoffe im Gehirn abzutransportieren. Vielleicht trägt auch dieses Phänomen zu der Erholung bei, die uns richtiger, tiefer Schlaf ermöglicht. Ohne unsere verschiedenen Schlafphasen sind wir anfälliger für Infektionen, auch weniger leistungsfähig, unkonzentriert, manchmal hyperaktiv, sogar unkontrolliert risikofreudig! Es kann daher nach Schlafentzug, z. B. bei Schichtarbeitern, zu Aufmerksamkeitsstörungen, Sekundenschlaf, sogar zu Unfällen und zu Fehlleistungen am Arbeitsplatz kommen. Darüber hinaus hängt unsere Stimmung sehr stark von erholsamem Schlaf ab. Ein längeres Schlafdefizit kann zu Antriebsmangel, Gereiztheit und sogar zu Depressionen, Angststörungen und Suchterkrankungen führen. Auch psychosomatische Störungen wie Kopf- und Magenschmerzen, Appetitverlust und Muskelverspannungen sind häufige Folgen.

Normalerweise findet während des Schlafens, vor allem während der REM- oder Traumphasen, eine völlige Muskelerschlaffung statt. Diese wichtige Erholungs- und Verarbeitungszeit können Menschen mit RLS nicht mehr erleben, weil sie sowohl im Tiefschlaf als auch in der Phase der eigentlich notwendigen Muskelerschlaffung ständig durch die Muskelaktivitäten der Beine gestört und geweckt werden. Ein schweres Restless-Legs-Syndrom ist daher für unseren Körper wie eine schlimme Art der Folter!

> **!** Dauerhafte Schlafstörungen gehören in die Hände eines erfahrenen Arztes.

Forscher kamen zu der deprimierenden Erkenntnis, dass in der heutigen Zeit sogar die meisten gesunden Menschen zu we-

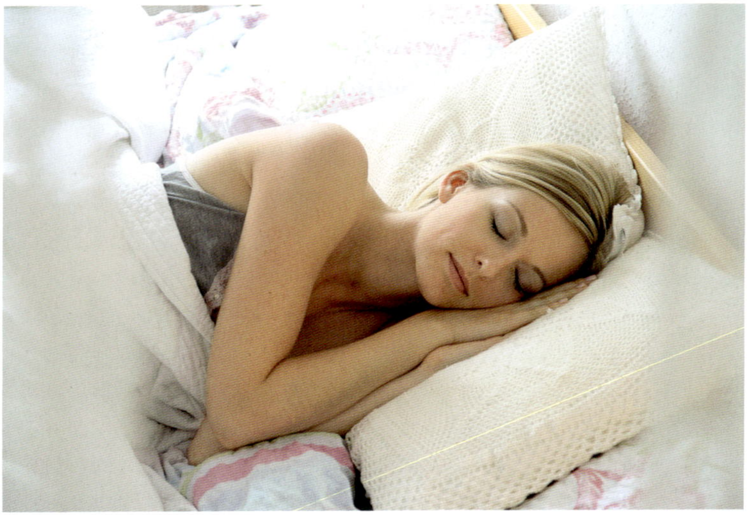

Patienten mit RLS erleben während des Schlafens keine völlige Muskelerschlaffung und leiden unter beträchtlichem Schlafdefizit.

nig Schlaf bekommen. Diejenigen, die unbehandelt unter RLS leiden, müssen darüber hinaus ein noch stärkeres Schlafdefizit ertragen. Es gilt daher, diesen durch allgemeine wie durch medikamentöse Maßnahmen wieder einen erholsamen Schlaf zu ermöglichen.

Zur Ruhe kommen – aber wie?

Bei Schlafstörungen werden gerne Entspannungstechniken empfohlen. Leider sind diese Übungen bei RLS nicht geeignet, da man die hierfür erforderliche Ruhe gar nicht aufbringen kann. Betroffene sind völlig unfähig zu Entspannungsübungen aller Art wie z. B. autogenem Training, Meditation oder ruhigem Yoga, denn sehr schnell treten hierbei typische RLS-Beschwerden auf. Versuchen Sie gar nicht erst, sich ohne eine geeignete Medikation im Liegen zu entspannen. Bei nichtbehandeltem RLS können Sie schlecht zur Ruhe kommen! Dabei wäre aber gerade dies besonders wichtig. Die meisten Betroffenen neigen nämlich zu ständiger Aktivität und sind den ganzen Tag auf den Beinen – vermutlich eher unbewusst, um Ruhepausen und damit etwaige RLS-Beschwerden zu vermeiden.

Nehmen Sie sich gerade deswegen die Zeit, in Ihren Tageablauf Phasen einzubauen, in denen Sie körperlich entschleunigen. Vor allem vor dem Einschlafen ist es wichtig, den vielleicht hektischen Tag ruhig ausklingen zu lassen. Aber wie soll das gehen? Infrage kommen für Sie z. B. folgende Maßnahmen:

- bewegungsintensives Yoga
- ein kurzer, geruhsamer Spaziergang vor dem Schlafengehen
- das Lesen eines spannenden Buches oder das Ansehen eines fesselnden Filmes
- Malen oder Schreiben im Stehen an der Staffelei oder an einem Stehpult
- die progressive Muskelentspannung nach Jacobson: Diese Technik sollte in einem Kurs erlernt und danach selbständig

durchgeführt werden. Im Liegen werden dabei nach einem bestimmten Schema alle großen Muskelgruppen des Körpers nacheinander zunächst stark angespannt und dann wieder bewusst gelockert, so dass Sie am Ende in einen Zustand wohliger Entspannung kommen, aber aufstehen können, wenn das RLS beginnen sollte.

Das Schlafzimmer

Ihr Schlafzimmer dient im Idealfall Ihrer kompletten Erholung und sollte deswegen der wichtigste Raum Ihrer Wohnung oder Ihres Hauses sein! Nirgendwo anders verbringen Sie so viel Zeit wie dort. Für Ihr seelisches und körperliches Wohlbefinden ist es unabdingbar, deshalb sollten Sie darauf achten, es in den ruhigsten Bereich Ihres Heimes zu legen. Vor allem ein bequemes Bett und eine gute Abdunkelung des Raumes sowie eine Raumtemperatur von etwa 16 bis 18 Grad Celsius sind wichtig. Es sollte ausschließlich zum Schlafen und zur Erholung genutzt werden und möglichst keine weiteren Funktionen, z. B. als Arbeitszimmer, übernehmen. Besonders Einzimmerwohnungen können sich deshalb schlafhemmend auswirken. Wenn Sie Ihr Schlafzimmer gut belüftet halten, ist auch die Luftfeuchtigkeit optimal – so trocknen Ihre Schleimhäute nicht aus und die Atemwege bleiben nachts frei.

> !
> Das Schlafzimmer sollte der kompletten Erholung dienen.

Machen Sie sich locker

Sie kennen das sicher auch: Wer sich im Vorfeld schon mit der Befürchtung beschäftigt, nachts wieder nicht schlafen zu können, tut sich selbst keinen Gefallen. Diese Sorgen halten zusätzlich zu den typischen RLS-Symptomen vom Einschlafen ab. Besser ist es tatsächlich, sich gedanklich nicht mit dem Thema zu befassen, oder – noch besser – den Schlaf gar nicht anzustreben. Sagen Sie sich „Heute ist es mir egal, ob und wann ich einschlafe.“ Allein das könnte Ihnen dabei helfen, die Angst vor dem Nicht-einschlafen-Können zu besiegen.

Das Wichtigste zur Verbesserung der Schlafqualität ist die persönliche Einstellung zum Schlaf und zur RLS-Erkrankung: Keineswegs darf man wegen der verlorenen Nachtruhe und wegen des befürchteten Leistungsdefizits am nächsten Tag mit sich hadern. Solche Reaktionen führen nur zu einer weiteren Verstärkung der Schlafstörung. Lernen Sie, Ihre Lebenssituation mit RLS anzunehmen und mit Ihrer Krankheit zu leben. Die hier genannten Schlafhilfen können Sie dabei unterstützen.

Einschlafroutine entwickeln

!

Gehen Sie jede Nacht möglichst zur selben Zeit ins Bett.

Es könnte Ihnen helfen, sich einen festen Ablauf, eine persönliche abendliche Routine festzulegen. Vermeiden Sie außerdem, wenn es irgend geht, Mittagsschlaf und Nickerchen: Wer tagsüber schläft, fördert Einschlafprobleme am Abend.

Ein fester Abendablauf ist für ein rasches Einschlafen vorteilhaft. Viele Kinder bestehen auf einem eingeübten allabendlichen Ritual, z. B. einem bestimmten Schlaflied, das jeden Abend gesungen wird. Entwickeln auch Sie ein solches Einschlafzeremoniell! Das kann beispielsweise das Trinken eines bestimmten Kräutertees vor dem Zubettgehen sein. Sicherlich beruht die schlaffördernde Wirkung vieler altbekannter Hausmittel darauf, dass sie Teil eines individuellen Einschlafrituals werden.

Wenn es mit dem Schlafen nicht klappen will

Und wenn Sie dennoch wieder einmal wegen Ihrer RLS-Beschwerden aus dem Bett flüchten müssen? Dann nutzen dieses als Chance für

- Ihren Berg von Bügelwäsche,
- einen guten Film, der erst um 23.30 Uhr gesendet wird, oder
- den spannenden Krimi, für den Sie bisher keine Zeit gefunden haben.

Ernährung

Eine allgemein anerkannte „RLS-Diät“ gibt es leider nicht, und Ratschläge für oder gegen bestimmte Nahrungsmittel und Getränke sind umstritten und teilweise widersprüchlich. Alkohol beispielsweise wird von vielen Betroffenen gemieden, weil er eine Verschlechterung bringen kann. Rotwein in Maßen wiederum soll hilfreich sein. Auch für koffeinhaltige Getränke gibt es Pro- und Kontra-Stimmen. Bei RLS gilt erst einmal ganz allgemein, wie für alle anderen Menschen auch, dass eine gesunde und ausgewogene Ernährung und ein vernünftiges Gewicht (d. h. mit einem sogenannten Body-Mass-Index von unter 30) das Wohlbefinden und die allgemeine Gesundheit stärken.

Achtung Gewichtszunahme

Fast alle Betroffenen (vorwiegend Frauen), die medikamentös erstmals mit Dopamin oder den sogenannten Dopaminagonisten (siehe S. 91) eingestellt werden, nehmen in den ersten zwei Jahren der Behandlung etwa zehn Kilogramm zu, wenn sie ihr Essverhalten nicht ändern. Dies liegt vermutlich daran, dass die Wirkstoffe sie endlich zur Ruhe bringen und sie dadurch weniger Kalorien verbrauchen. Um dem entgegenzusteuern, sollten Sie entsprechend weniger essen.

So sieht eine ausgewogene Ernährung aus

Für jeden Menschen ist eine gesunde Mischkost ideal, die viel Obst, Gemüse, Salat und Vollkornprodukte umfasst. Auch „gute“ Fette, enthalten in Oliven- oder Rapsöl, Butter und Nüssen, sind in Maßen wichtig für den Körper. Eiweiß in Form von magerem Fleisch sollte maximal ein- bis zweimal pro Woche verspeist werden, Fisch, magerer Käse, Quark und Joghurt auch gerne öfter. Eiweißprodukte sättigen länger und stärker als diejenigen, die viel Zucker und Fett enthalten – aber leider vertragen sich einige der Medikamente gegen RLS nicht mit größeren eiweißhaltigen

Mahlzeiten am späten Abend. Fisch, Fleisch und Joghurt daher möglichst mindestens drei bis vier Stunden vor der abendlichen Medikation verzehren!

Einige Tipps zur Ernährung für RLS-Patienten

Obwohl es keine spezielle Diätvorschrift bei RLS gibt, können Sie einige Tipps zur Ernährung beachten und somit selbst etwas für Ihre Gesundheit tun.

Wie Sie gelesen haben, ist inzwischen bekannt, dass es einen Zusammenhang zwischen Eisenmangel und dem Auftreten von RLS gibt. Aus diesem Grunde ist es wichtig, dass Sie genügend Eisen aufnehmen – auch mit der Nahrung. Die besten Eisenlieferanten sind Fleisch und Fisch, da Eisen hieraus für den Körper am besten verfügbar ist. Es gibt natürlich auch Lebensmittel pflanzlicher Herkunft, die reich an Eisen sind, wie Rote Bete, Hülsenfrüchte oder Getreideprodukte aus Vollkornmehl. Ihr Beitrag zur Bedarfsdeckung ist jedoch geringer, da pflanzliches Eisen schlechter vom Körper verwertet werden kann.

Magnesium gegen die Beschwerden

Tatsächlich gibt es Untersuchungsdaten, die eine gewisse Wirksamkeit beim leichtgradigen RLS zeigen, jedoch steht ein wissenschaftlich eindeutiger Beleg aus. Ein Versuch mit Magnesium kann durchaus sinnvoll sein. Es sollte dafür ein höher konzentriertes Präparat am Abend eingenommen werden.

Koffein und Alkohol können RLS-Beschwerden begünstigen und Schlafstörungen verursachen. Daher sollten Sie Kaffee, schwarzen Tee und alkoholische Getränke nur in Maßen konsumieren und dies möglichst nicht am Abend vor dem Einschlafen. Am besten wäre es, wenn Sie Ihrer Gesundheit zuliebe ganz darauf verzichten könnten! Auch Schokolade, grüner Tee, Mate-Tee, Energy-Drinks und Cola enthalten Koffein. Den Effekt von Teein und Koffein in Tee und Kaffee sollten Sie aber immer individuell für sich klären, denn auch hierzu gibt es aus der Praxis jeweils Pro- und Kontra-Stimmen. Verzichten Sie versuchsweise einige Wochen ganz auf koffeinhaltige Getränke und auf Schokolade – so können Sie austesten, ob sich Ihre Beschwerden verringern. Einige Betroffene warnen vor dem Genuss von Alkohol. Andere wiederum finden Bier und Rotwein eher hilfreich zum Schlafen, denn beides scheint die Wirkung der RLS-Medikamente zu verstärken.

Nahrungsmittel, die viel Glutamat enthalten, sowie Getränke, die mit den Zuckeraustauschstoffen Aspartam und Saccharin gesüßt sind, können wohl ebenfalls RLS-Beschwerden verstärken und sollten daher vermieden werden.

Sowohl Hunger als auch ein voller Magen stören den Schlaf. Ein kleiner Snack vor dem Zubettgehen kann aber hilfreich sein. Es gibt einige Nahrungsmittel, wie Milch und Milchprodukte, die die Aminosäure L-Tryptophan enthalten und dadurch günstig auf den Schlaf wirken. L-Tryptophan wird auch medikamentös als mildes Schlafmittel und Antidepressivum eingesetzt. Das

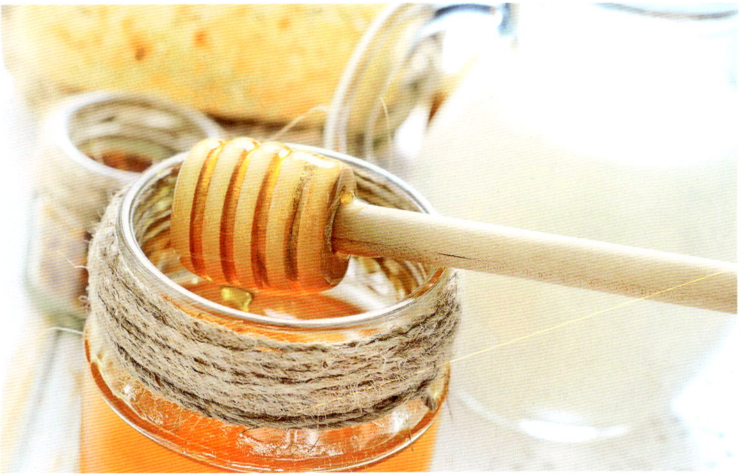

Heiße Milch mit Honig als Snack vor dem Schlafengehen hat tatsächlich eine schlaffördernde Wirkung.

!

Auch ein Löffel Kernöl (z. B. Traubenkernöl) am Abend soll RLS-Beschwerden verringern.

Hausmittel „heiße Milch mit Honig“ hat also tatsächlich eine schlaffördernde Wirkung. Aber Achtung: Milchprodukte können die Wirkung einiger der üblichen RLS-Medikamente abschwächen. Sie sollten daher nur in Maßen (ein halbes Glas oder eine Tasse voll Milch) und im Abstand von ein bis zwei Stunden zur Medikation genossen werden.
Zu den schlaffördernden Nahrungsmitteln gehören:

- Milch- und Milchprodukte (z. B. Schmelzkäse)
- Teigwaren
- Süßigkeiten
- Erdnüsse
- bestimmte Obstsorten: Ananas, Bananen, Datteln und Feigen

Einige Nahrungsmittelarten können aber auch „schwer im Magen liegen“ und einen tiefen Schlaf verhindern. Dazu gehören:

- Eier
- Fisch
- Magermilch und Joghurt
- Erbsen, grüne Bohnen
- möglicherweise bestimmte Konservierungsstoffe
- Saccharin (Süßstoff)

Späte Abendmahlzeiten und Medikamenteneinnahme
Vermeiden Sie eine sehr umfangreiche oder späte Abendmahlzeit! In einem vollen Magen werden Ihre abendlichen Medikamente nicht ausreichend verarbeitet. Diese gelangen daher erst viel zu spät aus dem Verdauungstrakt in Ihren Blutkreislauf. Es quälen Sie dann sehr lange Ihre RLS-Beschwerden, und nach einer solchen Mahlzeit ist an Schlaf nicht zu denken! Wenn Sie z. B. zu einem späten Festessen eingeladen sind, schafft folgendes Vorgehen Abhilfe: Die Abendmedikation schon 30 Minuten vor dem Essen einnehmen oder zur Nacht eine doppelte Dosis schlucken. Vermeiden Sie am Abend auch eine größere Fischmahlzeit! Es ist bekannt, dass deren spezielles Eiweiß die meisten der RLS-Medikamente neutralisiert.

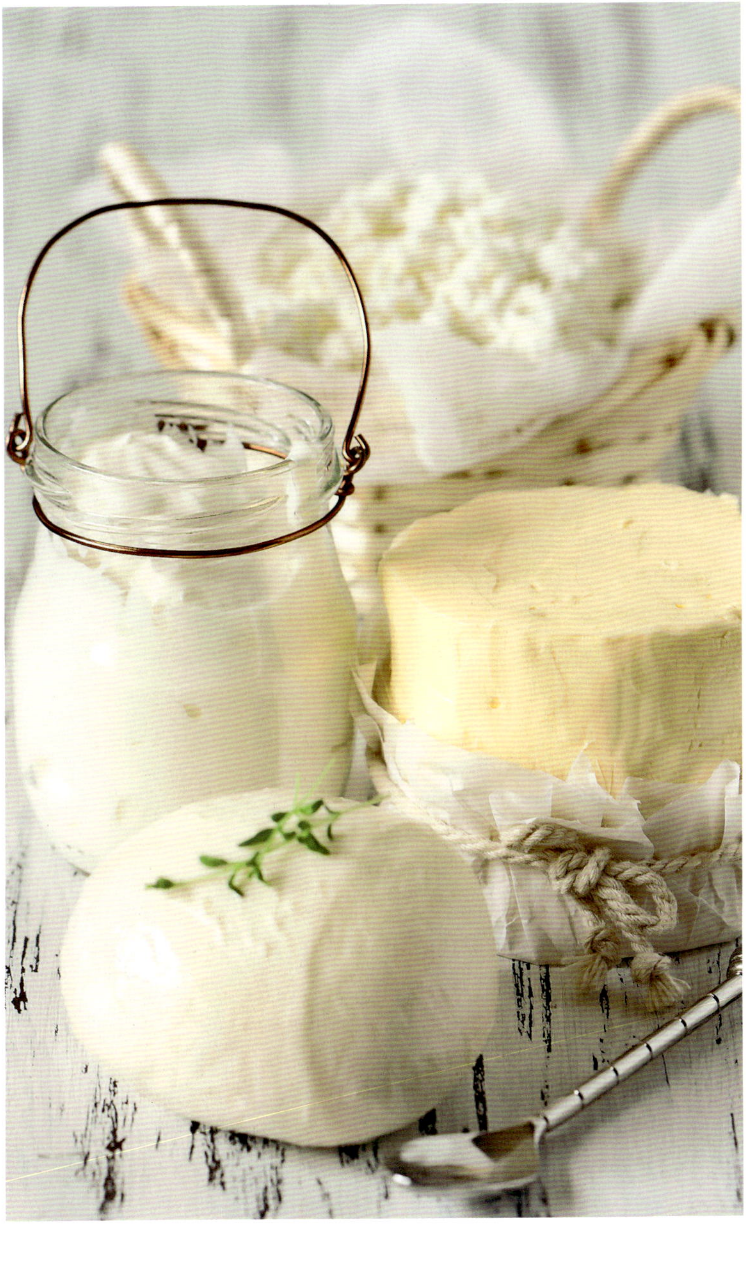

Milchprodukte gehören zu den schlaffördernden Lebensmitteln.

Ein Tagesplan als Vorschlag

Ein Tagesplan mit etwa 1500 Kalorien als Reduktionskost könnte folgendermaßen aussehen:

Frühstück: Auf zwei Scheiben Vollkornknäckebrot gesalzenen Magerquark geben und mit z. B. Radieschen, Gurkenscheiben, Putenbrust, Walnüssen oder Kresse je nach Geschmack garnieren. Wenn Sie lieber süß frühstücken, für den Belag Magerquark mit ein wenig Honig oder Marmelade verrühren.

Mittagessen: Ein Stück (150 g) mageres Hühnerfleisch, Putenbrust, Schweinefilet oder Fischfilet braten, nach Belieben eine Soße aus zwei Esslöffeln Schmand, gewürzt mit Zitronensaft, Salz, Pfeffer, Ketchup oder Currypulver dazu servieren. Als Beilagen passen zwei Esslöffel Couscous oder gekochter Vollkornreis oder drei kleine Kartoffeln sowie gekochtes Gemüse nach Wahl in unbegrenzter Menge oder ein Salat aus Roter Bete oder Blattsalaten mit Paprika und Tomaten, gewürzt mit einer Vinaigrette.

Abendessen (möglichst drei Stunden vor der abendlichen Medikamenteneinnahme): Je nach Ihren Vorlieben z. B. folgende Nahrungsmittel, die (wie oben beschrieben) wenig Eiweiß enthalten sollten:

- ein Teller Gemüsesuppe oder
- eine Scheibe Vollkornbrot mit Schinken, Käse oder Quark und dünn Butter
- oder ein Teller gemischter Salat, bestehend aus Blattsalaten, Tomaten, Paprika, wenig Mais oder Bohnen, dazu Sonnenblumenkerne, Obststückchen oder etwas Schafskäse oder
- ein Omelett aus ein bis zwei Eiern mit etwas Käse, Schinken oder Tomaten, dazu Cracker oder Vollkornbrot.

Zwischenmahlzeit, falls nötig: ein Magerjoghurt natur oder ein Stück Obst (Apfel, Birne usw.)

Empfohlene Getränke: Tee, Kaffee ohne Zucker und Mineralwasser. Abends zum Einschlafen eventuell eine Tasse heiße Milch.

Ein solches Tagesmenü enthält etwa 1200 bis 1500 Kalorien und würde eine Gewichtszunahme unter den notwendigen Medikamenten verhindern, wenn Sie nichts darüber hinaus essen, vor allem keine Süßigkeiten oder gesüßten Getränke zu sich nehmen. Mit diesem Speiseplan können Sie sogar abnehmen, wenn Sie unter der Medikation zugenommen haben sollten.

Normalkost mit etwa 2500 Kalorien

Männer, Menschen mit hoher körperlicher Aktivität und solche, die nicht abnehmen wollen oder streng auf ihr Gewicht achten müssen, können täglich bis zu 1500 Kalorien mehr zu sich nehmen. Das oben beschriebene Grundkonzept einer gesunden Ernährung sollte bleiben, aber es dürfen dann mehr Brotprodukte, zusätzlich Butter, fetthaltige Käsesorten, etwas Aufschnitt, täglich zwei Stück Obst, Joghurt und/oder zum Nachmittagskaffee ein Stück Kuchen gegessen werden.

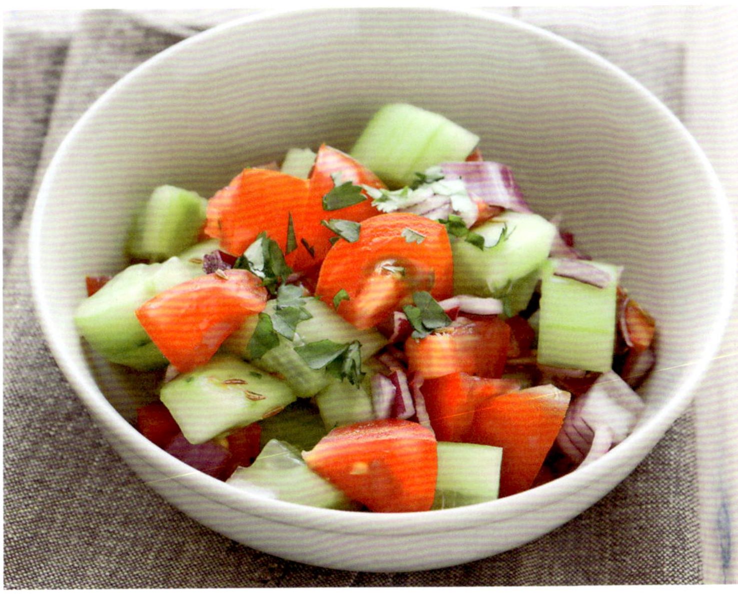

Ein Salat mit wenig Eiweiß stellt ein gutes Abendessen dar.

Nach neuesten Erkenntnissen werden Gewichtsabnahme oder -stabilisierung auch unterstützt durch einen Abstand von mehr als zehn Stunden zwischen zwei Mahlzeiten, also sinnvollerweise zwischen Abendessen und Frühstück.

Und was ist mit Rauchen?
In allen Informationsbroschüren und Lehrbüchern zum Thema RLS wird vor dem Rauchen gewarnt, weil es angeblich die Symptome verschlechtert. Ich kann dem nicht zustimmen, denn offensichtlich hat das im Tabak enthaltene Nikotin eine ähnliche Transmitterfunktion im Körper wie der Botenstoff Dopamin und könnte RLS daher eher verbessern.

Leider gibt es bisher keinerlei wissenschaftliche Studien, die meine Vermutung untermauern würden (z. B. durch die Gabe von Nikotinpflastern bei RLS). Aber es ist augenscheinlich, dass fast alle RLS-Patienten Nichtraucher sind. Unter den etwa 800 Menschen mit Restless Legs, die ich in den letzten 20 Jahren kennengelernt oder behandelt habe, finden sich nur eine Handvoll Raucher. Etliche der anderen geben darüber hinaus an, dass bei ihnen die Erkrankung erst begann, nachdem sie das Rauchen aufgegeben hatten. Ein deutlicher Zusammenhang scheint mir daher gegeben – da aber Nikotin ein starkes Gift für das Blutgefäßsystem darstellt, sollten RLS-Betroffene auf keinen Fall (wieder) mit dem Rauchen beginnen!

Naturheilkundliche und physikalische Maßnahmen

Viele Betroffene behandeln ihre Beschwerden intuitiv richtig mit Kaltduschen, kühlenden Salben, Massagerollern und weiteren Möglichkeiten, die die Selbsttherapie bietet. Einige davon haben Sie eben kennengelernt. Daneben gibt es immer mehr Anbieter – seriöse Forscher, Ärzte, Physiotherapeuten, Heilpraktiker und leider auch Scharlatane –, die speziell zum RLS verschiedene Praktiken und Hilfsmittel entwickelt haben. Es liegen bislang keine wissenschaftlichen Beweise für die Wirksamkeit von vielerorts angepriesenen, mehr oder weniger „alternativen" Therapieformen vor. Meiner Erfahrung nach lohnt es sich aber trotzdem, die folgenden einfach einmal auszuprobieren.

Akupunktur

Bei der Akupunktur, einer Behandlungsmethode der Traditionellen Chinesischen Medizin (siehe weiter unten), sollen durch Nadelstiche an bestimmten Punkten des Körpers das Qi, die „Lebensenergie" des Körpers, angeregt und Störungen im Fluss des Qi behoben werden.

!

Einige Betroffene haben mit Akupunktur gute Erfahrungen gemacht.

Etliche Anbieter haben sich inzwischen auf Akupunktur gegen RLS spezialisiert. Betroffene berichten, dass eine Serie „Nadeln" sehr gut für einen begrenzten Zeitraum – subjektiv im Schnitt für etwa vier Wochen – geholfen habe. Danach wurden die Beschwerden wieder schlimmer, und es musste eine erneute Serie erfolgen.

Die gesetzlichen Krankenkassen zahlen allerdings nur ausgewählten Ärzten, die bestimmte Fortbildungen absolviert haben, ein Honorar für Akupunktur, und hier auch nur bei definierten Erkrankungen wie Wirbelsäulenbeschwerden und Migräne. Für

Hände weg von Titan-Nadeln!

Achtung! Sehr beworben wird eine „Behandlung", bei der von angeblich auf RLS spezialisierten Ärzten winzige Titan-Nadeln in beide Ohrknorpel geschossen werden. Leider kann es nach dieser „Therapie" zu schweren Komplikationen kommen. So stellten sich bei mir Patienten vor, bei denen dadurch eine eitrige Entzündung der Ohrmuscheln mit anschließender Blutvergiftung eingetreten war. Da die Wirkung dieser – sehr teuren! – Maßnahme auf das RLS unbefriedigend zu sein scheint, kann ich nur dringend davon abraten, diese Form der Akupunktur zu wählen.

die Behandlung von RLS erhalten diese besonders qualifizierten Ärzte kein Kassenhonorar, sondern berechnen die Akupunktur „privat", d. h. nach der Gebührenordnung für Ärzte (GOÄ). Die wiederholten Akupunkturanwendungen können daher zeitlich begrenzt hilfreich sein, aber auch teuer werden. Fragen Sie bei dem Arzt oder Heilpraktiker Ihrer Wahl vorher nach den Abrechnungsmöglichkeiten.

!

Mehrere Patienten berichten, dass eine osteopathische Behandlung im Anfangsstadium von RLS dessen Verschlechterung sehr lange verhindert habe.

Osteopathie

Hierunter versteht man ein Verfahren der Komplementärmedizin, das die üblichen schulmedizinischen Behandlungsmethoden bei bestimmten Krankheitsbildern unterstützen kann. In Deutschland wird auch der Begriff „Manuelle Medizin", also „mit den Händen ausgeführte Behandlung" verwendet. In den USA gibt es sogar einen eigenen Studiengang zum „Osteopathischen Arzt". In Deutschland erstatten einige gesetzliche Krankenkassen bei Vorlage eines ärztlichen Attests anteilige Kosten für eine osteopathische Behandlung. Anbieter finden Sie im Internet oder in den Gelben Seiten.

Diese spezielle Form der Physiotherapie will mit den Händen gestörte Körperfunktionen durch Veränderungen der Grundspannung von Muskeln, Knochen und Gelenken erkennen und dann gezielt durch manipulative Techniken und durch Anregung der Selbstheilungskräfte wieder ins Gleichgewicht bringen.

Transkutane Gleichstromstimulation

Ein weiterer und ganz neuer nicht-medikamentöser Therapieansatz ist die sogenannte transkutane Gleichstromstimulation des Rückenmarks. Hierbei wird ein ungefährlicher Gleichstrom geringer Stärke über Hautelektroden verabreicht. Mithilfe dieses Stroms soll die Aktivität von Nervenzellen im Rückenmark verändert werden. Erste Studienergebnisse der Abteilung für klinische Neurophysiologie der Universität Göttingen sprechen dafür, dass diese Gleichstromstimulation bei RLS gut wirksam ist. Es existieren aber noch keine weiteren wissenschaftlichen Studien. Allerdings halten viele Praxen von Ärzten und Physiotherapeuten medizinische Geräte zur sogenannten Interferenzstromtherapie vor. Hiermit können vor allem Beschwerden im Muskel- und Gelenkbereich erfolgreich gelindert werden. Mit diesen Reiz- oder Interferenzstromapparaturen kann auch ein Gleichstrom appliziert werden.

Versuchen Sie ruhig diese völlig harmlose, aber hilfreiche Therapiemethode! Durch Anrufe bei Praxen von Orthopäden oder Krankengymnasten können Sie erfragen, wo Sie ein solches Gerät vorfinden. Dort sollte man dann die stromführenden Elektroden im Bereich der Lendenwirbelsäule anbringen. Es gilt zu experimentieren!

Traditionelle Chinesische Medizin

Der Begriff „Traditionelle Chinesische Medizin" (TCM) bezeichnet eine Form der asiatischen Heilkunde, die sich in China seit 2000 Jahren entwickelt hat. Sie fußt auf fünf Säulen: der chinesischen Arzneimitteltherapie, der Akupunktur und ihrer speziellen Form „Moxibustion" (Erwärmung bestimmter Akupunkturpunkte), Massagetechniken wie Shiatsu, sodann auf einer speziellen Diätetik und schließlich auf Bewegungsübungen wie Qigong. Etliche dieser Techniken sind inzwischen in der westlichen Heilkunde etabliert, auch wenn unsere wissenschaftliche Medizin die Wirksamkeit vieler Methoden der TCM bezweifelt.

> **!** Versuchen Sie es einmal mit TCM, wenn Sie einen guten Zugang zu fernöstlichen Therapien haben.

In Deutschland bieten einige TCM-Zentren und deren Ärzte Behandlungen für RLS-Patienten an. Einen Versuch sollte wagen, wer die Selbstzahlerkosten hierfür tragen kann.

Homöopathie

In Deutschland können Ärzte vieler Fachgebiete die Zusatzweiterbildungen Naturheilkunde und Homöopathie absolvieren. In der Homöopathie behandelt man mit speziell hergestellten Medikamenten. Hierfür werden Substanzen aufbereitet, die in hoher Dosis eine bestimmte Krankheit oder Symptomatik selbst hervorrufen können, und in stark verdünnter Form, also nur in ganz geringen Mengen, verabreicht. So sollen die körpereigenen Abwehrkräfte gegen dieses „Gift“ und damit gegen den Auslöser der Erkrankung angeregt und deren Heilung unterstützt werden. Einige homöopathisch ausgebildete Ärzte und Heilpraktiker verordnen solche Medikamente auch gegen RLS-Beschwerden. Desgleichen werden oft die ebenfalls in Apotheken rezeptfrei erhältlichen „Schüßler-Salze“ empfohlen. So sollen z. B. die Salze 3, 7 und 9 bei Muskelbeschwerden Linderung bringen. Lassen Sie sich bei Bedarf von Ihrem Apotheker dazu beraten!

Lassen Sie es auf einen Versuch ankommen!
Es ist sicher sinnvoll, auch alternative Heilmethoden zu versuchen und sich homöopathische Medikamente verschreiben oder empfehlen zu lassen. Deren Anwendung wird Sie nicht von der Erkrankung RLS heilen, aber eine Linderung Ihrer Symptome und eine Reduzierung Ihrer schulmedizinischen Pharmazeutika sind durchaus im Bereich des Möglichen. Gerade Menschen, die nur ein- bis zweimal in der Woche RLS-Beschwerden haben, profitieren offensichtlich von alternativen Methoden.

Patienten berichten über ihre positiven Erfahrungen mit alternativen Methoden:

„Vor einiger Zeit bekam ich in einzelnen Nächten eine Unruhe der Beine und Schlafstörungen. Ich kenne dies von meiner Großmutter, die ihr Leben lang nachts herumgewandert ist. Als ich nach einem Unfall eine osteopathische Behandlung durchführen ließ, verschwanden auch die nächtlichen Probleme. Heute weiß ich, dass ich an RLS leide, und melde mich zur Osteopathie an, wenn die Beschwerden wieder schlimmer werden.“

„Ich möchte jedem, der an RLS leidet, einen Besuch beim Homöopathen empfehlen. Ich bekam dort speziell zusammengestellte Globuli, die mir gut geholfen haben. Wenn mein RLS sich einmal verschlechtern sollte, dann kann ich immer noch ‚Chemie schlucken'."

„Wegen meiner unruhigen Beine habe ich klassische chinesische Akupunktur versucht. Tatsächlich waren die Beschwerden jeweils bis zu vier Wochen nach einem Behandlungsturnus deutlich vermindert. Dann kamen sie in der alten Stärke wieder. Da meine Krankenkasse eine so häufige Akupunkturbehandlung nicht bezahlt, kann ich mir nur ab und an auf eigene Kosten Hilfe holen."

Eine positive Einstellung

Heute wissen wir: Ganz wesentliche Aspekte zur Bewältigung einer jeglichen Erkrankung sind die Akzeptanz des eigenen Schicksals und die Mobilisierung von Selbstheilungskräften.

Nehmen Sie Ihre Erkrankung an

Dies gilt auch für Menschen, bei denen endlich und oft erst nach einer langen Leidenszeit die Diagnose „Unruhige Beine" gestellt wird. Zwar gibt es bei dieser Störung keine echten Selbstheilungskräfte, die Sie aufbieten könnten. Das RLS wird auch durch Akzeptanz nicht verschwinden, sondern Sie mit großer Sicherheit Ihr ganzes Leben lang begleiten. Nur bei sehr alten Menschen kann es manchmal weniger stark werden oder sogar ganz aufhören. Also ist es außerordentlich wichtig, dass Sie Ihre Erkrankung als das hinnehmen, was diese Diagnose bedeutet: eine sehr lästige, oft schmerzhafte und die Nerven aufreibende Störung, die aber gutartig ist und nie zum Tode führt! Und die inzwischen sehr erfolgreich mit überall verfügbaren, gut verträglichen Medikamenten behandelt werden kann. So erfolgreich, dass Sie end-

!

Denken Sie daran: Sie leiden an einer Krankheit, die gut behandelt werden kann!

lich wieder Schlafqualität, Entspannung und Ruhe erleben werden! Wenn Sie gemeinsam mit Ihren Ärzten die für Sie passende Medikation erarbeitet und gefunden haben, können Sie ein fast normales Leben führen.

Diese Feststellungen sollten Ihnen Ihre Sorgen und Ihr Entsetzen über die bei Ihnen gestellte Diagnose wirklich nehmen. Eingeschränkt wird Ihre Lebensqualität nur dadurch sein, dass Sie die nötige Medikation lebenslang einnehmen müssen und bei deren Abbruch oder bei Einnahmefehlern alle Beschwerden sofort wieder auftreten werden.

Nehmen Sie Ihre Krankheit aktiv an!
Ich möchte Sie sehr dazu ermutigen, Ihre Krankheit aktiv anzunehmen. Sie sollten sich damit so intensiv auseinandersetzen, dass Sie die Behandlungsarten finden, welche für Ihre Persönlichkeit und Ihren Lebensstil am besten geeignet sind. Holen Sie sich dabei Unterstützung bei kenntnisreichen Ärzten, Physiotherapeuten und der Selbsthilfevereinigung. Dann werden Sie Ihre Tage und vor allem Ihre Nächte wieder als lebenswert empfinden können.

Pflegen Sie soziale Kontakte

Um ein zufriedenes und sogar glückliches Leben führen zu können, sind nicht nur die Akzeptanz Ihres Schicksals und vernünftige medizinische Behandlungsstrategien, sondern auch soziale und menschliche Kontakte wichtig. Lassen Sie sich durch Ihr RLS nicht in Ihrer Neugier und Ihrer Lebensfreude einschränken. Planen und unternehmen Sie alles, was für Sie interessant und wichtig ist! Gehen Sie unter Menschen, lassen Sie sich ablenken, pflegen Sie Freundschaften und gemeinsame Aktivitäten. Mit einer entsprechenden Medikation (siehe S. 78) können Sie auch kulturelle Highlights wie Konzerte, Kino und Theateraufführungen genießen, obwohl Sie lange stillsitzen müssen. Ebenso sollten Sie sich nicht selbst beschränken, indem Sie keine Reisen mehr unternehmen. Ihr Arzt wird Ihnen erklären, wie Sie auch Flug-, Bus- und Bahnreisen überstehen und komplikationslos durchführen können (siehe auch S. 119).

Kurz: Leben Sie ein fröhliches, aktives und spannendes Miteinander! Beziehen Sie Ihre Partnerin oder Ihren Partner in Ihre Lebensgestaltung eng ein – bitten Sie ihn oder sie darum, Sie aufmunternd aus einem Stimmungstief herauszuholen, wenn das RLS einmal stärker auftreten sollte. Ihre Lebensqualität wird mit einem verständnisvollen Partner an Ihrer Seite, mit vielen guten Freunden und interessanten gemeinsamen Aktivitäten sehr hoch sein!

Darüber können Sie sich als RLS-Patient freuen

Wissenschaftlich ist es (noch) nicht bewiesen, aber Beobachtungen in Selbsthilfegruppen und Arztpraxen zeigen, dass Menschen mit RLS offensichtlich gesünder alt werden, seltener bösartige Tumoren und Demenz entwickeln und länger beweglicher und fitter bleiben als Gleichaltrige. Hadern Sie also nicht mit Ihrem Schicksal, sondern freuen Sie sich auf ein wahrscheinlich hohes und lebenswertes Alter(n)!

Sprechen Sie über Ihre Erkrankung

Sprechen Sie über Ihre Erkrankung! Informieren Sie Ihren Freundes- und Bekanntenkreis, vielleicht auch Ihre Arbeitskollegen, und erklären Sie ihnen, was die Erkrankung für Sie bedeutet. Je mehr die Menschen in Ihrem Umfeld über Ihre Krankheit wissen, desto mehr Verständnis und Akzeptanz werden sie für Sie aufbringen können, wenn Sie einmal mehr Unterstützung und Trost brauchen sollten.

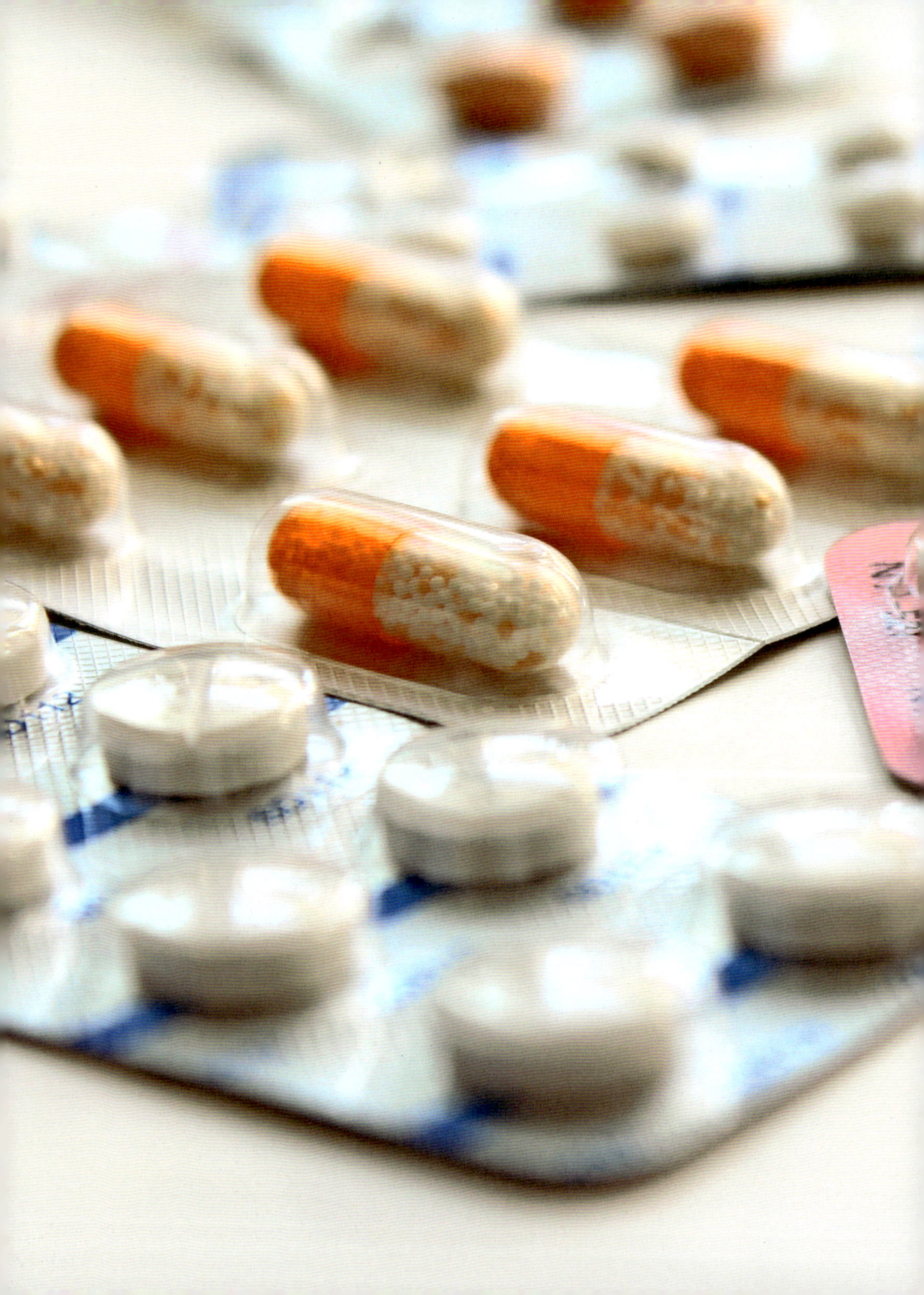

DIE MEDIKAMENTÖSE THERAPIE BEI RLS

Ohne Medikamente geht es nicht – aber die gute Nachricht ist: Sie helfen zuverlässig! Bevor sie eine medikamentöse Therapie aufnehmen, ist es wichtig, einen guten Arzt zu finden, mit dem Sie auf einer vertrauensvollen Basis zusammenarbeiten können. Welche konkreten Mittel es gibt, welche Unterschiede sie aufweisen, wie sie wirken und was Sie bei der Einnahme beachten müssen, erfahren Sie in diesem Kapitel.

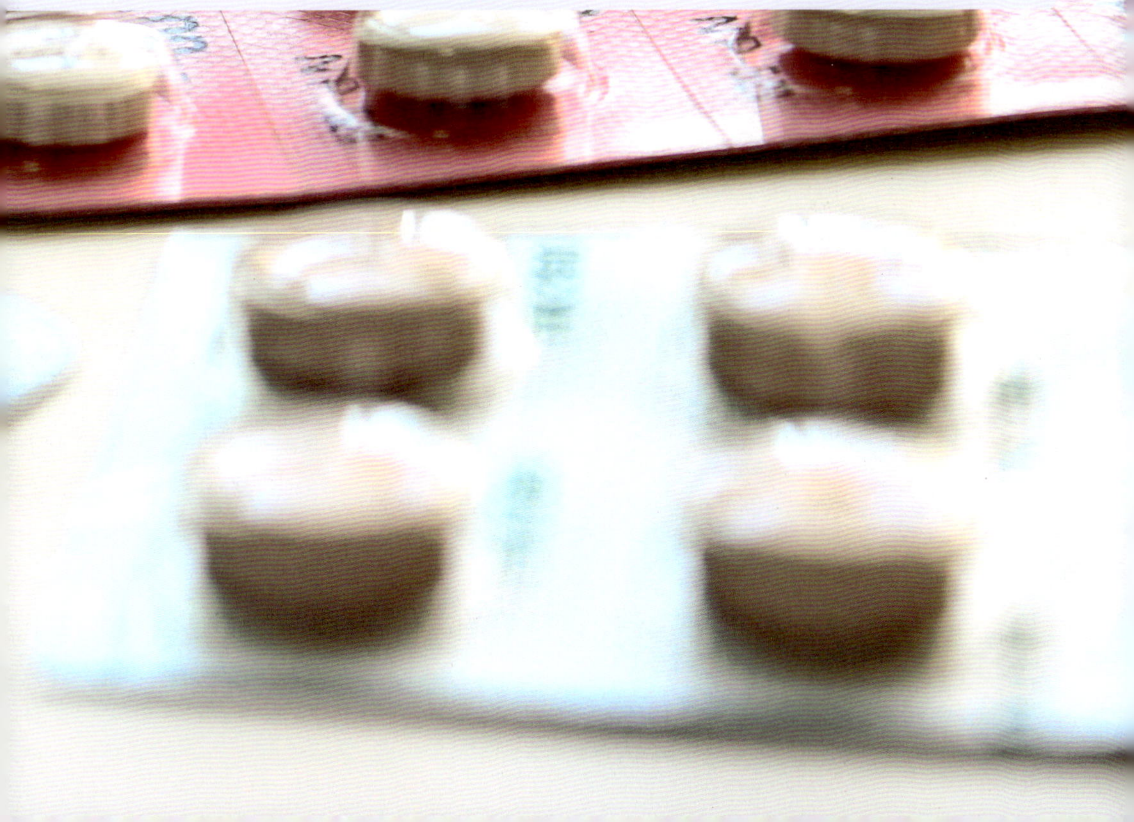

Vor der Behandlung

Das primäre wie auch das sekundäre Restless-Legs-Syndrom lassen sich gut symptomatisch behandeln. Das heißt, dass die Symptome zwar nie mehr ganz verschwinden werden, mit Medikamenten aber gelindert werden können. Bei vielen Menschen mit RLS bringen dieselben Wirkstoffe eine deutliche Besserung, die in höherer Dosierung auch gegen die Parkinson-Krankheit eingesetzt werden. Wichtig für Sie zu wissen ist dabei, dass Patienten mit RLS so gut wie nie gleichzeitig auch an Parkinson leiden.

Bevor ich Ihnen die bei RLS geeigneten Medikamentenwirkstoffe (siehe S. 87) im Einzelnen vorstelle, zunächst einige wichtige grundsätzliche Informationen, Regeln und Empfehlungen zur medikamentösen Therapie des Restless-Legs-Syndroms.

> !
>
> Heutzutage wird die Diagnose RLS zumeist schon im Anfangsstadium der Erkrankung gestellt. Dann sollten Sie aber nicht gleich Medikamente einnehmen.

Heutzutage wird die korrekte Diagnose RLS oder zumindest der Verdacht darauf zumeist schon im Anfangsstadium der Erkrankung gestellt. Dann sollte aber nicht sofort mit einer täglichen Pharmakotherapie, sondern primär mit den dargestellten Alternativmethoden begonnen werden (siehe S. 39). Falls der Verdacht auf ein sekundäres, also ein ausgelöstes RLS besteht, muss Ihr Arzt zunächst die verursachenden Umstände – falsche Medikamente? Eisenmangel? Nierenschwäche? – behandeln oder beseitigen.

Wurde dies alles berücksichtigt, aber das RLS dennoch nicht besser, dann sollte über eine Pharmakotherapie mit verschreibungspflichtigen Substanzen nachgedacht werden. Vor allem dann, wenn Ihr Leidensdruck durch die Beschwerden und Ihr Schlafdefizit entsprechend hoch sind. Ärzte raten in der Regel zur Einstellung auf Medikamente, wenn die RLS-Beschwerden an mehr als zwei bis drei Tagen bzw. Nächten pro Woche auftreten.

Einen guten Arzt finden

Es hat sich bewährt, mit einem oder maximal zwei Ärzten zusammenzuarbeiten, die das RLS und seine Behandlung gut kennen und die Ihnen kompetent zur Seite stehen. In aller Regel sind das Ihre Hausarztpraxis und ein Neurologe. Es ist leider nicht in jeder Region unseres Landes so einfach, in beiden Arztgruppen eine Fachfrau oder einen Fachmann für RLS zu finden. Die bundesweite Selbsthilfeorganisation „RLS e.V. – Deutsche Restless Legs Vereinigung", ein eingetragener Verein mit Sitz und Büro in München, kann Ihnen bei der Suche nach dem richtigen Arzt behilflich sein. Darüber hinaus bietet RLS e.V. eine telefonische Notfall-Hotline von Spezialisten, eine Mitgliederzeitung mit Neuheiten zur Erkrankung und viele Informationsveranstaltungen in ganz Deutschland. Die Kontaktdaten finden Sie im Anhang und ein Geleitwort der Vorsitzenden gleich am Beginn dieses Buches.

Auf jeden Fall sollten Sie neben der Behandlung durch die Ärzte Ihres Vertrauens auch Mitglied in dieser Selbsthilfeorganisation werden! In jeder größeren Stadt wird man Ihnen eine Regionalgruppe nennen können, deren Mitglieder sich regelmäßig treffen, austauschen und von Fachleuten beraten lassen. Egal, an welcher Störung Sie leiden – die beste individuelle und erfahrungsreichste Unterstützung leisten stets Selbsthilfegruppen. Hier erhalten Sie nicht nur medizinischen, sondern auch psychologischen Rat und Tipps zu einer Lebensführung, die bei Ihrer Erkrankung hilft.

!

Werden Sie unbedingt Mitglied bei der Deutschen Restless Legs Vereinigung.

Wie schon oben gesagt, kann es für Sie nicht ganz einfach sein, Ärzte zu finden, die RLS kennen und auch gut und kompetent behandeln können. Fragen Sie zunächst Ihren Hausarzt nach seinen eigenen Kenntnissen oder nach einem Neurologen, den er Ihnen empfehlen kann.

Online-Portale zur Arztbewertung sollten Sie mit Skepsis nutzen. Niemand weiß, wer diese oft überschwänglich lobenden oder ätzend kritisierenden Texte verfasst hat. Man muss vermuten, dass etliche besonders gute Bewertungen im Internet sogar bezahlte Anzeigen sind. Zumeist stellt sich die Frage nach der Auswahl zwischen verschiedenen Fachärzten auch gar nicht: Selbst in Großstädten findet sich oft nur eine Praxis, die mit der Behandlung von RLS viel Erfahrung hat. Wenden Sie sich gegebenenfalls auch an die nächstgelegene Universitätsklinik. Häufig wird dort in der neurologischen Abteilung zu RLS geforscht oder eine ambulante Spezialsprechstunde angeboten.

Die bundesweite Selbsthilfeorganisation „RLS e.V. – Deutsche Restless Legs Vereinigung“, ein eingetragener Verein mit Sitz und Büro in München, kann Ihnen bei der Suche nach dem richtigen Arzt behilflich sein.

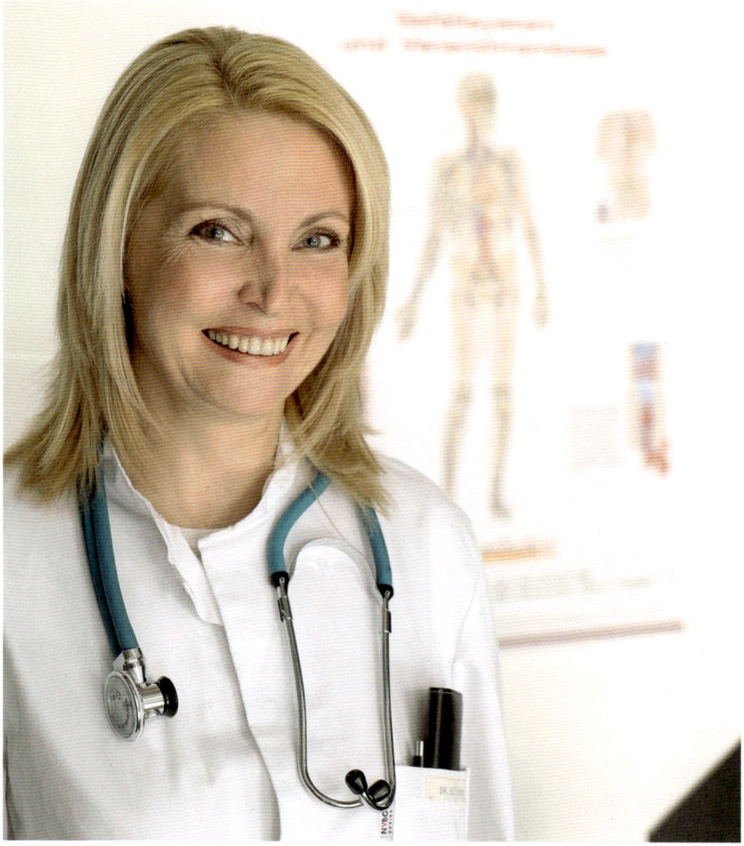

An folgenden Hinweisen erkennen Sie eine empfehlenswerte Arztpraxis:

- Sie werden sowohl telefonisch als auch am Tresen freundlich und respektvoll behandelt.
- Sie erhalten zeitnah einen Termin oder werden über die Gründe für Wartezeiten aufgeklärt.
- In der Praxis verhalten sich alle Mitarbeiter diskret und wahren die Schweigepflicht.
- Die Räumlichkeiten sind aufgeräumt und hygienisch einwandfrei gesäubert.
- Es herrscht eine ruhige, entspannte Atmosphäre.
- Sie werden als Person wahrgenommen und nicht als zahlender „Kunde".
- Ihre Anliegen und Wünsche werden umgesetzt, so gut es dort möglich ist.

Einen zugewandten und kompetenten Arzt erkennen Sie an folgenden Hinweisen:

- Sie oder er nimmt sich für Sie Zeit, falls kein Notfall eintrifft.
- Der Arzt tritt freundlich und sicher auf und behandelt Sie respektvoll.
- Der Arzt gibt an, ob und inwieweit er sich mit RLS und Ihrem Problem auskennt.
- Ihre Fragen werden alle aufgegriffen.
- Der Arzt bezieht auch Ihre Vorgeschichte, soziale, familiäre und psychische Gegebenheiten mit ein.
- Der Arzt hinterfragt und berücksichtigt Ihre Wünsche, Sorgen und Einstellungen.
- Ihre Therapie wird gemeinsam besprochen und beschlossen.
- Sie erhalten klare Anweisungen und Hinweise (auch schriftlich) zu Diagnostik und Therapie.
- Bei Medikamenten-Unverträglichkeiten ändert der Arzt die Therapie sofort.
- Sie werden in einem sinnvollen Abstand wieder einbestellt.

!

Es gibt Kriterien, anhand derer Sie einen guten Arzt identifizieren können.

Das ausführliche Erstgespräch

Wenn Sie sicher sind, einen versierten Arzt gefunden zu haben, dann vereinbaren Sie dort einen Termin für ein längeres Erstgespräch. Es ist wichtig, dies mit den medizinischen Fachangestellten der Praxis zu klären, damit der Ihnen ja noch unbekannte Arzt genügend Zeit für Sie einplanen kann. In der Regel sind etwa 20 Minuten sinnvoll.

!

Bereiten Sie sich inhaltlich gut auf das Erstgespräch vor.

Diese Informationen und Unterlagen sollten Sie vor dem ersten Termin möglichst schriftlich vorbereiten und in die Praxis mitbringen:

- Schreiben Sie für das Gespräch auf, seit wann Sie RLS-Beschwerden haben, wie diese sich bei Ihnen äußern und was Sie bisher dagegen unternommen haben.
- Nennen Sie dem Arzt gegebenenfalls die bisherigen Behandler.
- Erstellen Sie eine Liste aller anderen Erkrankungen, an denen Sie leiden oder die Sie durchgemacht haben. Besonders wichtig zu erwähnen sind ein erhöhter Blutdruck, Schilddrüsenstörungen, Nierenschwäche und ein Diabetes mellitus sowie seelische, neurologische und rheumatische Krankheiten.
- Stellen Sie einen Medikamentenplan auf von allen Präparaten, die Sie innerhalb des letzten Jahres eingenommen haben. Dieser sollte sowohl die verordneten wie auch die frei von Ihnen erworbenen Mittel umfassen. Das können auch solche sein, die Sie im Drogeriemarkt gekauft haben. Diese Liste ist für Ihren neuen Arzt besonders wichtig! Er kann dann eventuell diejenigen Medikamente erkennen, die bei Ihnen das RLS ausgelöst oder verschlechtert haben.
- Berichten Sie Ihrem Arzt von allen Operationen, vor allem den kürzlich bei Ihnen durchgeführten.

Ganz allgemein gilt: Machen Sie sich klar, ob Sie dazu bereit sind, die Therapievorschläge des Arztes zu akzeptieren. Es ist anzunehmen, dass er Ihnen zur Behandlung starke und eingreifende Präparate verordnen wird. Bitten Sie Ihren Partner, einen Freund oder Verwandten, Sie zum ersten Arztbesuch zu begleiten, wenn Ihnen das mehr Sicherheit gibt. Ein aufmerksamer Zuhörer kann Vergessenes in der Praxis oder später zuhause beitragen.

Viele Patienten sind mit Arztgesprächen nicht zufrieden. Sie verlassen die Arztpraxis und stellen fest, dass sie nicht alle Fragen haben stellen können, entweder weil sie sich nicht getraut haben oder weil der Arzt den Eindruck vermittelt hat, dafür sei keine Zeit.

Tipps für einen gelungenen Kontakt mit Ihrem Arzt

Folgende Tipps tragen dazu bei, dass der direkte Patienten-Arzt-Kontakt für Sie zufriedenstellend verläuft:

- Tragen Sie die notierten aktuellen Beschwerden, Ihre Vorgeschichte, Ihre bisherige Behandlung und Ihre Begleiterkrankungen kurz und knapp vor. Übergeben Sie diese Informationen in schriftlicher Form für Ihre Patientenakte. Geben Sie dem Arzt oder seinen Mitarbeiterinnen auch Ihre Medikamentenliste.
- Bitten Sie den Arzt um einen Therapievorschlag und eine schriftliche Anweisung dazu, damit Sie zuhause alles in Ruhe nachlesen können.
- Lassen Sie sich ausführlich über eventuell zu erwartende Nebenwirkungen der neu verordneten Medikamente aufklären.
- Vereinbaren Sie einen weiteren, zeitnahen Termin in der Praxis oder einen telefonischen Rückruf nach etwa einer Woche, damit Sie über erste Erfahrungen mit der neuen Medikation berichten können. Gerade nach einem ausführlichen Erstgespräch und klaren Anweisungen des Arztes reichen später oft kurze telefonische Kontakte, um die Therapie noch zu verbessern oder zu verändern.
- Scheuen Sie sich nicht, im Zweitkontakt Unklarheiten, Nebenwirkungen oder Unverträglichkeiten anzusprechen. Ihr

Arzt kann Ihnen ohne diese Informationen nicht zielgerichtet weiterhelfen! Stellen Sie stets alle Fragen, die Ihnen auf dem Herzen liegen! Ein guter und gewissenhafter Arzt wird sicher darauf eingehen.

- Bitten Sie Ihre Fachärzte, Ihnen eine Kopie des Arztbriefes zu schicken, der z. B. an Ihren Hausarzt geht. So werden Sie nochmals schriftlich genauestens über Ihr Problem, die Ergebnisse der gesamten Diagnostik und die geplanten Therapien informiert und haben denselben Wissensstand wie Ihre Hausarztpraxis. Vielleicht verstehen Sie nicht alle Begriffe und Formulierungen, vor allem vermutlich dann nicht, wenn sie in „Mediziner-Latein" geschrieben wurden. Bitten Sie Ihren Hausarzt um Erklärung oder wenden Sie sich an die Internetadresse www.washabich.de. Hier stehen Medizinstudenten zur Verfügung, die Ihre Arztbriefe für Sie in verständliches Deutsch übersetzen.

Die wichtigsten Fragen im Arztkontakt

Stellen Sie im Arztkontakt vor allem folgende Fragen:

- Wie lautet meine Diagnose?
- Welche Therapie schlagen Sie vor?
- Bis wann werde ich diese(s) Mittel einnehmen müssen?
- Wie lange wird es dauern, bis ich einen Erfolg der Medikamente verspüre?
- Wie muss ich mit Nebenwirkungen umgehen?
- Wann sollte ich mich wieder in der Sprechstunde melden?
- Wo bekomme ich Hilfe im Notfall?

Ihr Arzt bleibt Ihr Partner

Haben Sie gemeinsam eine gut wirksame und verträgliche Medikation gegen Ihre RLS-Beschwerden gefunden, dann müssen Sie nur noch in die ärztliche Sprechstunde, wenn sich etwas Gravierendes ändern sollte. Beispielsweise wären dies ein Wirkverlust des verordneten Präparates oder neu auftretende Nebenwirkungen. Andernfalls, falls Sie mit der Wirkung der Behandlung und Ihrem Lebensstil zufrieden sind, können Sie Ihre Medikation unbesorgt ohne häufige Arztkontakte weiternehmen. Sie sollten dann aber mit der Praxis eine jährliche Kontrolle Ihrer Laborwerte und die unkomplizierte Weiterverordnung der Medikamente ohne Arzttermin vereinbaren. Mit einem solchen Vorgehen sparen Sie Ihrem Arzt und sich selbst Zeit, die Sie anderweitig genießen können!

> !
> Wenn Sie mit der Wirkung der Behandlung zufrieden sind, müssen Sie nur noch jährlich zur Kontrolle kommen.

Setzen Sie die neu verordneten Medikamente sofort ab, wenn Sie schwere und nicht hinnehmbare Unverträglichkeiten spüren! Aber informieren Sie die Praxis darüber, damit Sie zur Umstellung einen neuen Termin bekommen. Nebenwirkungen und Unverträglichkeitsreaktionen können bei Präparaten jeglicher Art vorkommen und sind nicht die Schuld des verordnenden Arztes. Allerdings sollte dieser dann nach einer besser verträglichen Alternative für Sie suchen.

Für ein solches gemeinsames Vorgehen von Patient und Arzt gibt es in der Medizin heute verschiedene Begrifflichkeiten:

Früher erwarteten Ärzte von ihren Patienten „Compliance“, was übersetzt etwa „Folgsamkeit“ oder „geduldiges Mitmachen“ bedeutet. So sollte danach der Patient z. B. niemals ohne Rücksprache seine Medikation ändern. Heute sprechen wir in der Medizin lieber von „Adhärenz“. Dies bedeutet die Verpflichtung beider Seiten, also der des Therapeuten und der des Patienten, sich an die gemeinsam entwickelten und vereinbarten Behandlungsziele zu halten.

Ganz wesentlich ist auch die Haltung heutiger Ärzte, sich um ein *shared decision-making* (auf Deutsch etwa: „miteinander entscheiden“) zu bemühen. Während früher „Halbgötter in Weiß“ autoritäre Anweisungen gaben und deren strikte Einhaltung durch ihre Patienten erwarteten, bemüht sich die jetzige Ärztegeneration darum, gemeinsam erarbeitete Entscheidungen mit ihren Patienten zu treffen. Unsere Medizinstudenten lernen dafür den Begriff der „partizipativen (gleichberechtigten) Entscheidungsfindung“ oder kurz „PEF“. Der Patient wird hier eher als Partner begriffen, dessen Gesundheitsprobleme nur im gegenseitigen Einvernehmen gelöst werden sollen. Beide Seiten dürfen allerdings nicht übersehen, dass dabei der behandelnde Arzt nach mehr als zwölf Jahren Studium, Facharztweiterbildung und weiterer Berufserfahrung hoch qualifiziert ist und der Patient sich in einer schwachen und hilfsbedürftigen Position befindet.

Auch wenn Sie sich im Internet, bei Vorträgen oder in der Selbsthilfegruppe viel eigenes Wissen über das Restless-Legs-Syndrom angeeignet haben, bleibt Ihr Arzt der kompetente Fachvertreter. Ein moderner Arzt wird es aber zu schätzen wissen, wenn Sie Ihre Kenntnisse und Vorerfahrungen mit in die Behandlungsgespräche einbringen. Er wird auf Sie eingehen und Ihre Ideen oder Vorschläge im Sinne der PEF mit aufgreifen.

Ihr Arzt ist nicht Ihr Gegner, sondern Ihr Partner
Seien Sie Ihrem Arzt gegenüber offen, sprechen Sie alle Unklarheiten und Probleme an. Reden Sie auch über Ihre Ängste, Sorgen und Wünsche! Halten Sie sich an die vereinbarten Absprachen – so wie es Ihr Arzt im Sinne Ihrer Partnerschaft auch tun wird.

Die Behandlung mit Medikamenten

Seien Sie sich vor Beginn der pharmakologischen Behandlung darüber im Klaren, dass Sie vermutlich nicht mehr ohne Ihre RLS-Medikamente leben können, wenn Sie einmal damit begonnen haben. Ähnlich wie Diabetiker, die ihr Leben lang auf Insulin oder Tabletten angewiesen sind, werden auch Sie Ihre Präparate immer weiter einnehmen müssen. Andernfalls kommen Ihre Beschwerden zurück, oft schlimmer als vor dem Beginn der Einnahme von Medikamenten.

Es gibt durchaus Patienten, die damit aufhören wollten und einen Entzug der Medikation gewagt haben. Sie geben aber alle an, dass sie ohne diese „durch die RLS-Hölle" gehen mussten und am Ende doch – allerdings manchmal mit einer geringeren Dosis – bei einer medikamentösen Behandlung geblieben sind.

!

Wenn Sie mit einer medikamentösen Behandlung des RLS beginnen, werden Sie diese oder ähnliche Präparate Ihr Leben lang einnehmen müssen.

Die Zulassung von Medikamenten in Deutschland

Nachdem auf der ganzen Welt Wissenschaftler seit nunmehr über 20 Jahren Behandlungsmethoden für das RLS erforschen, stehen heute eine Reihe verschiedener Medikamentengruppen gegen RLS zur Verfügung. Hierbei handelt es sich um meist gut verträgliche, hoch wirksame, sogar preiswerte und überall in Europa verfügbare Präparate. Allerdings darf Ihr Arzt nicht alle der verfügbaren Arzneimittel zu Lasten Ihrer Krankenkasse verordnen.

Sie sollten dazu wissen, dass in der Bundesrepublik Deutschland strenge Arzneimittelrichtlinien gelten. So muss jeder Wirkstoff eines Medikamentes umfangreich getestet und überprüft werden und schließlich eine sogenannte „Zulassung" zur Behandlung bestimmter Krankheitsbilder oder Störungen erhalten. Ein Arzt darf einen Wirkstoff nur zur Therapie derjenigen Krankheiten verordnen, für die dieses Präparat auch erlaubt ist. Um eine Zulassung zu erhalten, müssen pharmazeutische Unternehmen erhebliche Vorgaben der wissenschaftlichen Testung erfüllen. Sollten sich diese Medikamententests für die pharmazeutische Industrie nicht rechnen, weil der zu erwartende Umsatz eines neu zugelassenen Mittels dessen Forschungskosten nicht aufwiegt, werden auch keine durchgeführt. Dadurch kommt es immer wieder vor, dass sinnvolle und wirksame Medikamente in Deutschland nicht verordnet werden können.

!

Ein Arzt darf einen Wirkstoff nur zur Therapie derjenigen Krankheiten verordnen, für die dieses Präparat erlaubt ist.

Dies gilt auch für einige Wirkstoffe, die bei RLS zwar hilfreich, aber in Deutschland bisher dafür nicht zugelassen sind, so z. B. für fast alle Opioide. Ihre Ärzte könnten Ihnen diese zwar auf ein Kassenrezept aufschreiben, begehen dann aber mit dem sogenannten „Off-Label-Use“ eine Verfehlung, nämlich die Verordnung eines „verbotenen“ Medikamentes. Da dies Konsequenzen durch die Krankenkasse nach sich ziehen kann, wenn es nicht ausführlich begründet und dann als Ausnahme genehmigt wird, scheuen viele Ärzte eine solche Verordnung. Bitte haben Sie daher Verständnis dafür, wenn Ihr Arzt bei einigen als wirksam bekannten (und unten in der Tabelle genannten) Medikamenten derzeit noch kein Rezept ausstellen wird.

Natürlich kann Ihr Arzt mit Ihnen zusammen einen Antrag bei Ihrer Krankenkasse stellen, Ihnen ein nicht zugelassenes Medikament zu verschreiben. Dies nennt man einen „Behandlungsversuch“. Das Vorgehen ist zeitintensiv, und der Antrag kann abgelehnt werden. Danach haben Sie aber die Möglichkeit, zusammen mit einem Anwalt vor dem Sozialgericht die Erstattung der Medikamentenkosten durch Ihre Krankenkasse einzuklagen.

Der richtige Zeitpunkt für die Pharmakotherapie

In Ihrer eigenen Krankengeschichte wird ein Punkt kommen, an dem Sie mit der Wirkung von allgemeinen, nicht-medikamentösen oder naturheilkundlichen Mitteln nicht mehr zufrieden sind. Ihre Beschwerden können dann trotz all dieser – wichtigen und wertvollen – Methoden nicht mehr beherrschbar sein. Vermutlich werden Sie nachts nicht mehr ausreichend Schlaf finden und auch am Tag von den typischen Symptomen gequält werden. Schließlich fühlen Sie sich „weichgekocht“ und werden wirklich bereit sein, die zur Verfügung stehenden Medikamente zu versuchen und – bei Verträglichkeit – langfristig einzunehmen.

Lassen Sie sich dann von Ihrem Arzt ausführlich über die Mittel erster, zweiter oder sogar dritter Wahl, über deren Wirkmechanismen und über ihre bekannten Nebenwirkungen genau aufklären. Besprechen Sie dann mit ihm, welches Präparat in Ihrer Situation und im Rahmen Ihrer Beschwerden am geeignetsten ist.

Beipackzettel gründlich lesen
Lassen Sie sich nicht von den Texten verunsichern oder gar davon abhalten, ein Präparat zu versuchen. Bedenken Sie Folgendes: Viele der Medikamente, die heute zur Therapie des Restless-Legs-Syndrom eingesetzt werden, dienten ursprünglich zur Behandlung von Parkinson, Krampfleiden und Schmerzzuständen. Dafür wird meistens eine sehr viel höhere Dosierung als bei der Therapie des RLS benötigt. Entsprechend sind auch die Texte und Warnhinweise der Beipackzettel aufgebaut. Unter den niedrigen Dosen, die RLS-Betroffenen verschrieben werden, treten die dort genannten Nebenwirkungen in der Regel gar nicht auf. Wenden Sie sich aber sofort an Ihren Arzt oder Apotheker, wenn Sie Ängste und Fragen haben oder dennoch Unverträglichkeiten verspüren sollten.

Die richtige Dosierung am Beginn der Therapie

Die Dosierungen der Medikamente, mit denen Betroffenen gute Erfolge verspüren, sind individuell ausgesprochen unterschiedlich. Oft brauchen kräftige Männer mit RLS die vier- bis fünffache Dosis eines Medikamentes, die eine ältere Frau benötigt, um Erleichterung ihrer Beschwerden und einen guten Schlaf zu finden. Sie müssen daher gemeinsam mit Ihrem Arzt herausfinden, welches der verfügbaren Präparate für Sie das Wirksamste und das am besten Verträgliche ist und in welcher Dosierung Sie es benötigen. Hier kann es sinnvoll und sogar notwendig sein, verschiedene Mittel auszuprobieren, bis Sie das richtige Medikament in der richtigen Tagesdosis gefunden haben. Schleichen Sie die Medikation ein, d. h., beginnen Sie mit einer kleinen Dosis eines Präparates zur Nacht und steigern Sie diese nach Angaben Ihres

!

Es wird sinnvoll und sogar notwendig sein, verschiedene Wirkstoffe auszuprobieren.

Arztes, bis Sie mit einer bestimmten Menge des Wirkstoffes beschwerdefrei sind.

Die absolute Obergrenze einer Medikamenteneinnahme haben Sie erreicht, wenn Sie sich am Tag nach der Einnahme zu müde und benommen fühlen. Aber fragen Sie sich auch: Gab es einen Grund für die Verstärkung der Medikation, z. B. den Genuss von alkoholischen Getränken? Reduzieren Sie unbedingt die zukünftig einzunehmende Menge an RLS-Medikation, wenn Sie tags darauf noch die Folgen verspüren und nicht richtig wach werden.

!

Ziel ist die geringstmögliche Tagesdosis, die gerade noch ausreicht, um Beschwerden zu beseitigen und guten Schlaf zu ermöglichen.

Beherzigen Sie bei der Medikamenteneinnahme bitte unbedingt folgende Regel: Es sollte stets die geringstmögliche Tagesdosis genommen werden, die gerade noch ausreicht, um Ihre Beschwerden zu beseitigen und guten Schlaf zu ermöglichen. Die Idee, vorsichtshalber lieber mal etwas mehr einzunehmen, führt zu Tagesmüdigkeit und schnellerer Gewöhnung!

Medikamente und Autofahren

Besprechen Sie die Frage Ihrer Fahrtüchtigkeit auf jeden Fall mit Ihrem Arzt. Fast alle der zugelassenen Wirkstoffe gegen RLS können nämlich zu einem sogenannten Sekundenschlaf führen! Das bedeutet, dass Sie ohne Vorwarnzeichen plötzlich einnicken und für kürzere oder längere Phasen schlafen. Dies kann auch über einem Buch oder vor dem Fernseher geschehen und wäre dann nicht schlimm bzw. fast „normal“. Ein Sekundenschlaf am Steuer Ihres Wagens könnte hingegen eine furchtbare Katastrophe nach sich ziehen. Seien Sie daher sehr selbstkritisch und lassen Sie sich fahren, wenn Sie unsicher sind oder sich am Steuer müde fühlen.

Viele Menschen mit medikamentös behandeltem RLS fahren selbst nur noch kurze Strecken in Begleitung oder geben das Steuer gleich ganz aus der Hand! Wenn Sie nach einer Reduktion oder Umstellung Ihrer Präparate immer noch Müdigkeit beim Autofahren verspüren, müssen Sie es komplett einstellen.

Einsatz und Darreichungsform der Medikamente

In der Regel wird Ihr Arzt Ihnen Ihre künftigen Medikamente als Tabletten oder Kapseln verordnen. Diese sollten Sie zunächst einmal täglich am Abend, etwa ein bis zwei Stunden vor dem Schlafengehen, einnehmen. Wenn es sich dabei um Kapseln oder sogenannte „retardierte“ Präparate handelt, wirken sie so lange, dass Sie hoffentlich bis zum Morgen durchschlafen können. Eine Retardierung bewirkt nämlich, dass der enthaltene Wirkstoff langsam und gleichmäßig aus den Tabletten freigesetzt wird, während er bei nicht-retardierten schnell und deutlich heftiger im Körper ankommt. Medikamente in Tropfenform oder in Wasser gelöste Tabletten werden noch schneller in die Blutbahn aufgenommen, manche sogar schon über die Mundschleimhaut – hier verspürt der Patient oft nach 15 bis 20 Minuten die ersehnte Wirkung. Daher kann man solche Präparate gut im Notfall einnehmen.

> **!** Suchen Sie mit Ihrem Arzt zusammen die Darreichungsform Ihrer Medikamente heraus, die Sie auch wirklich brauchen.

Darüber hinaus sind seit einigen Jahren auch Wirkstoffpflaster auf dem Markt, die man täglich an wechselnder Stelle auf die Haut aufkleben muss. Diese geben den enthaltenen Wirkstoff in gleichbleibender Menge über 24 Stunden ins Blut ab. Hierdurch hat man stets einen konstanten Wirkstoffspiegel im Körper. Dieses Vorgehen ist aber nur für diejenigen hilfreich, die den ganzen Tag über RLS-Beschwerden verspüren. Andere, die lediglich in der Nacht durch ihr RLS gestört werden, sollten auch nur abends ein Medikament einnehmen, weil sie es am Tag nicht brauchen. Hier kann also durch eine sinnvolle Auswahl der Form des Präparates viel an Medikation eingespart werden. Das bedeutet, Sie müssen mit Ihrem Arzt zusammen die Darreichungsform Ihrer Medikamente heraussuchen, die Sie im täglichen Leben auch wirklich brauchen!

Umfang und Art Ihrer Medikation planen
Planen Sie mit Ihrem Arzt sehr genau und klären Sie für sich, wann und wie lange Sie deren Wirkung tatsächlich benötigen. Wählen Sie dann nicht nur das richtige Präparat, sondern auch die für Sie optimale Darreichungs- und Anwendungsform aus!

Es gibt folgende Darreichungsformen von RLS-Medikamenten:

- Tropfen, wasserlösliche Tabletten oder sogenannte „Sublingualtabletten" zum Lutschen für eine notfallmäßige Wirkung nach etwa 20 Minuten
- normale, unretardierte Tabletten, wenn nach etwa einer Stunde die gesamte Wirkstoffmenge erwünscht ist
- Kapseln und retardierte Tabletten, wenn beginnend nach zwei bis drei Stunden und über einen längeren Zeitraum von bis zu 12 Stunden der Wirkstoff freigesetzt werden soll
- Pflaster, um den Wirkstoff gegen RLS über 24 Stunden gleichmäßig durch die Haut in die Blutbahn freizugeben

Darüber hinaus sollten Sie mit Ihrem Arzt zusammen auch ausprobieren, ob Sie mit der Kombination von zwei verschiedenen Medikamentengruppen oder Tablettendarreichungsformen eine bessere Wirkung für sich erzielen können. So kann man z. B. als Abendmedikation eine Stunde vor dem Zubettgehen eine Tablette des Wirkstoffes L-Dopa einnehmen, die beim Einschlafen kurz und stark, aber nur für etwa drei Stunden wirkt. „Auf der Bettkante" kombiniert man dann dazu eine retardierte Tablette oder eine Kapsel L-Dopa, die erst ihre Wirkung entfalten, wenn die der Tablette nachlässt, dann aber für etwa sechs Stunden weiter den Wirkstoff bis zum Morgen abgeben. Diese Kombination wird auch in der RLS-Leitlinie für Ärzte empfohlen und sichert sowohl rasches Ein- wie längeres Durchschlafen! Auch können und sollten verschiedene Medikamentengruppen miteinander kombiniert werden, wenn jeder Wirkstoff, für sich alleine gegeben, nicht ausreichend wirkt. Siehe dazu die speziellen Ausführungen zu den einzelnen pharmazeutischen Substanzen im nächsten Kapitel.

Welche Wirkstoffe bei RLS *nie* verabreicht werden dürfen

Bevor ich Ihnen die gegen RLS-Beschwerden hilfreichen Wirkstoffe vorstelle, möchte ich diejenigen pharmakologischen Substanzen aufzählen, die bei Restless Legs *niemals* gegeben werden dürfen. Es ist inzwischen klar und bekannt, dass etliche – sonst gute und bei anderen Patienten verträgliche – Medikamente Unruhe, Bewegungsdrang sowie die typischen Muskelzuckungen ins Unerträgliche steigern können. Wenn Sie dennoch einmal versehentlich mit solchen Präparaten behandelt wurden, müssen Sie sofort mit Ihrem Arzt Kontakt aufnehmen. Er wird Ihnen sagen, welche Menge Ihrer RLS-Mittel Sie einnehmen dürfen, um die untragbaren Nebenwirkungen des falschen Medikamentes zu neutralisieren.

Folgende Medikamente und Substanzen sind bei RLS nicht erlaubt:

- **Neuroleptika:** Mittel gegen Wahnvorstellungen, zum Beispiel Haloperidol (Handelsname z. B. Haldol) und Risperidon (z. B. Risperdal)
- **Mittel gegen Übelkeit und Erbrechen:** Metoclopramid/MCP (z. B. Paspertin) sowie Dimenhydrinat (z. B. Vomex) in verschiedenen „Reisetabletten". *Erlaubt ist bei Übelkeit nur der Wirkstoff Domperidon.*
- **Antidepressiva:** Hier verschlechtern alle bekannten außer dem Wirkstoff Amitriptylin das RLS, z. B. Citalopram, Paroxetin, Mirtazapin, Fluoxetin.
- wahrscheinlich Präparate, die **Östrogene** enthalten
- **Opiatantagonisten,** die zur Narkose-Ausleitung gegeben werden, z. B. Naloxon
- einige Wirkstoffe gegen erhöhte **Magensäure** wie Ranitidin und Cimetidin
- einige Wirkstoffe zur Einleitung und Führung einer **Narkose** wie Etomidate, Enflurane, Thalamonal, Neuroleptika

In Notfällen, z. B. in Flugzeug oder Eisenbahn, im Konzert oder bei einem Vortrag, können bei plötzlich einsetzender Unruhe und Bewegungsdrang lösliche Tabletten, bestimmte Wirkstofftropfen oder Lutschtabletten eine schnelle Linderung bringen.

Wenn Sie einen Ihnen unbekannten Arzt aufsuchen müssen oder wenn bei Ihnen eine Operation geplant sein sollte, unterrichten Sie ihn bzw. den zuständigen Anästhesisten über Ihre Erkrankung! Geben Sie ihm die oben genannten Informationen zur Medikamentenunverträglichkeit bei RLS. Fordern Sie bei der Deutschen Restless Legs Vereinigung den Informationsbogen für Anästhesisten zum „Perioperativen Management" an und lesen Sie auf S. 114, was Sie bei einer bevorstehenden Operation beachten müssen.

In Notfällen können lösliche Tabletten, Tropfen oder Lutschtabletten eine schnelle Linderung bringen.

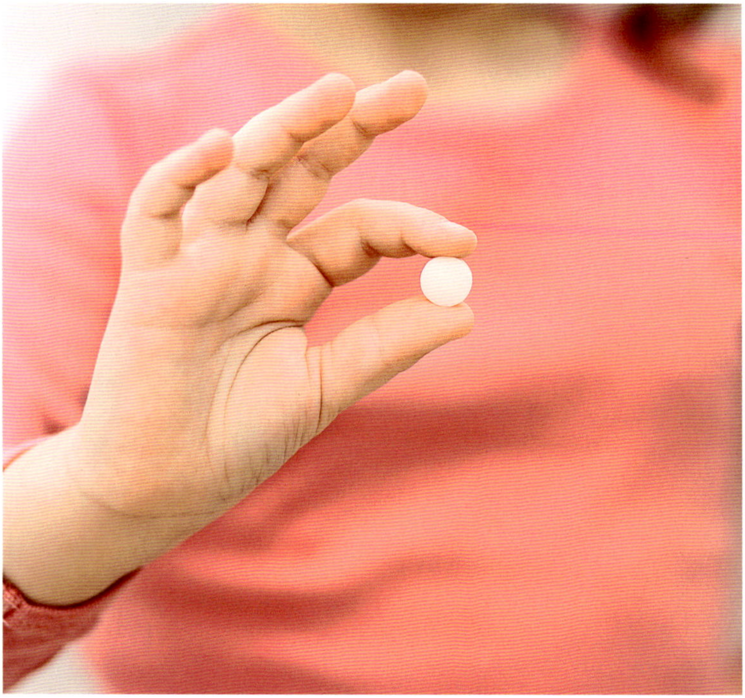

Pharmazeutische Wirkstoffe im Überblick

Die wissenschaftlichen medizinischen „Leitlinien der Deutschen Gesellschaft für Neurologie (DGN) zur Behandlung des Restless-Legs-Syndroms" empfehlen, dass Sie die Therapie erhalten, die hinsichtlich des Medikaments und der Dosierung individuell auf Ihre Bedürfnisse angepasst wird. Dafür stehen verschiedene Präparate zur Verfügung, die Ihre Beschwerden reduzieren können. Derzeit werden in Deutschland zur Behandlung von RLS die folgenden unterschiedlichen Wirkstoffgruppen eingesetzt:

- **Levodopa (L-Dopa)** oder „Dopaminergika": bei nur gelegentlich auftretenden Beschwerden oder mit leichtem RLS
- **Dopaminagonisten:** bei (mittel-)schwerem RLS und andauernden Beschwerden
- **Opioide/Opiate:** vor allem, wenn man auf die dopaminergen Präparate nicht, nicht mehr ausreichend bzw. gar nicht anspricht oder eine dopaminerge Therapie nicht verträgt
- Alternativ können auch **Antiepileptika** eingesetzt werden, sie sind aber zur Therapie nicht zugelassen/erprobt.
- Unterstützend dürfen gelegentlich und bei Bedarf leichte Schlaf- und Beruhigungsmittel wie **Benzodiazepine** und die sogenannten **„Z-Substanzen"** mit den obigen Medikamenten kombiniert werden.

Sinnlos sind Behandlungsversuche mit frei verkäuflichen Schlaf- und Beruhigungsmitteln, ebenso mit verschreibungspflichtigen Antidepressiva, Neuroleptika oder Betablockern. Im Gegenteil: Viele der genannten Medikamentengruppen können schon nach kurzer Zeit abhängig machen oder Ihre Schlafstörungen durch RLS sogar noch dramatisch verschlechtern.

!

Sie sollten bei der Behandlung auf Experimente in Eigenregie unbedingt verzichten!

Übersicht über derzeit verwendete Präparate

WIRKSTOFFGRUPPE	INHALTSSTOFFE UND HANDELSNAMEN	DARREICHUNGSFORM
Levodopa in Kombination mit Benserazid oder Carbidopa	Restex*, Nacom*, Levodop* usw.	Tabletten, Retardtabletten, Kapseln
	Madopar* LT	LT = lösliche Tablette
Dopaminagonisten	Sifrol*, Pramipexol	Tabletten, auch retardiert
	Ardartrel*, Ropinirol	Tabletten, auch retardiert
	Neupro*, Rotigotin	Pflaster
Ergot-Dopaminagonist	Cabaseril*, Cabergolin	Tabletten, derzeit „off-label"
Opioide (Opiate)	Valoron* oder Tilidin plus Naloxon	nicht zugelassen; Tabletten und Tropfen
	Targin* = Oxycodon plus Naloxon	Kapseln, Zulassung
	andere Opiate wie MST*, Morphin	Retardtabletten, Tropfen
	Buprenorphin	Lutschtabletten und Pflaster, nicht zugelassen
Antiepileptika (Antikonvulsiva)	Lyrica*, Pregabalin, Gabapentin	Tabletten, nicht zugelassen
	Carbamazepin Valproat*, Valproinsäure	Tabletten, nicht zugelassen
Benzodiazepine	Rivotril*, Clonazepam Valium*, Diazepam Adumbran*, Oxazepam	Tabletten, nicht zugelassen
„Z-Substanzen" (Schlafmittel)	Zolpidem und Zopiclon	Tabletten als unterstützende Schlafmittel, nicht zugelassen

Mit * gekennzeichnete Worte bezeichnen die Handelsnamen der Wirkstoffe

Levodopa

Wirkweise

L-Dopa oder Levodopa wurde in Deutschland schon seit etwa 1990 verwendet, aber erstmals 2006 offiziell zur Behandlung von RLS zugelassen. Es handelt sich hierbei um eine synthetisch hergestellte Substanz, die im Körper in Dopamin, den schon beschriebenen Botenstoff, umgewandelt wird. Dies geschieht im Gehirn. Damit Levodopa dorthin und in den Liquor, also unsere Gehirnflüssigkeit, gelangen kann und nicht im Körper zu schnell abgebaut wird, muss es mit einer anderen Substanz chemisch kombiniert werden. Daher sehen Sie auf dem Beipackzettel, dass das Medikament Restex und andere, wirkungsgleiche Mittel neben Levodopa die Zusatzstoffe Benserazid oder Carbidopa enthalten. Levodopa wirkt also als Baustein für Dopamin, welches dann an den Schaltstellen zwischen unseren Nerven die nötige Kommunikation sichert.

!

Therapie erster Wahl ist die sogenannte dopaminerge Therapie.

L-Dopa: Viele Namen, ein Wirkstoff

Lassen Sie sich nicht verunsichern, wenn Sie in der Apotheke ein anderes Präparat erhalten: Auf dem deutschen Markt werden etwa 20 identische L-Dopa-Medikamente unter verschiedenen Namen angeboten. Vergewissern Sie sich aber, dass Ihr Levodopa einen der beiden Zusatzstoffe enthält.

Dosierung

Als Test- und Anfangsdosis sollte zunächst eine halbe Tablette (entsprechend 50 mg Levodopa) etwa eine Stunde vor dem Schlafengehen versucht werden. Oft reicht in den ersten Wochen der Therapie diese Menge aus, um alle RLS-Beschwerden zu beseitigen. Falls die Wirkung zu schwach ist oder im Laufe der nächsten Zeit nachlässt, kann auf eine ganze Tablette gesteigert werden.

Sinnvoll ist es später, die kurz und stark wirksame unretardierte Tablette Levodopa zum Einschlafen mit einer Gabe der retardierten Form oder der Kapsel „an der Bettkante“ zu kombinieren, weil Letztere den Wirkstoff über etwa sechs Stunden abgeben und damit das Durchschlafen sichern. Levodopa sollte, egal in welcher Darreichungsform, nie höher als bis zu 300 mg täglich dosiert werden. Reicht diese Menge nicht mehr aus, um Ihre Beschwerden ausreichend zu lindern, müssen Sie auf ein anderes Medikament umgestellt werden.

!

Levodopa, vor allem als lösliche Tablette, wirkt schnell im Notfall.

Levodopa wird auch als lösliche Tablette angeboten (z. B. Madopar LT). In Wasser gelöst und getrunken oder, falls keine Flüssigkeit zur Hand ist, nur gelutscht, wirkt es im Notfall schnell gegen plötzlich auftretende RLS-Beschwerden. Auch in dieser Situation sollte aber die Obergrenze von 300 mg L-Dopa pro Tag unbedingt berücksichtigt werden.

Nebenwirkungen

Levodopa macht müde – bei RLS aber sehr erwünscht! Als unerwünschte Folge kann ein schnellerer und unregelmäßiger Herzschlag auftreten, allerdings beides nur gelegentlich und am Anfang der Behandlung. Häufiger klagen Patienten jedoch über Übelkeit nach der Tabletteneinnahme. In diesem Fall sollte Ihnen Ihr Arzt den Wirkstoff Domperidon verschreiben, den Sie dann einige Tage lang gleichzeitig mit Levodopa einnehmen können, bis sich die Übelkeit gibt.

Auf keinen Fall dürfen Sie – wie oben beschrieben – die Wirkstoffe MCP = Metoclopramid (bekannt als Paspertin) oder Dimenhydrinat (z. B. in Vomex) gegen Übelkeit einnehmen. Ihr RLS wird sich darunter dramatisch verschlechtern.

Levodopa sollte nicht im Zusammenhang mit einer Mahlzeit genommen werden, insbesondere nicht, wenn diese Fischeiweiß enthält. Die Wirkung des Medikaments wird dann offensichtlich neutralisiert. Patienten berichten, dass auch andere eiweißreiche

Nahrungsmittel (z. B. Joghurt oder ein großes Steak) die Wirkung abschwächen können.

Leider kommt es in fast allen Fällen, in denen Levodopa regelmäßig und in einer Dosierung über 300 mg täglich eingenommen wird, zu einem Verlust der Wirksamkeit. Patienten bemerken dann nicht nur ein Wiederauftreten der alten Beschwerden in der Nacht, sondern schon am Tag. Bereits am Morgen beginnen dann die typischen Symptome wie Unruhe und Missempfindungen. Dieses Phänomen wird in der Medizin Augmentation genannt. Statt in diesem Fall die Levodopa-Dosis zu steigern und schon am Morgen mit der Einnahme zu beginnen, sollten Sie dringend auf eine andere Wirkstoffgruppe wechseln.

!

Das Wort „Augmentation" bezeichnet das Wiederauftreten von Beschwerden und deren Verschiebung schon in den frühen Tag hinein.

Dopaminagonisten

Wirkweise

Dopaminagonisten nennt man pharmazeutische Wirkstoffe, die genauso wie Dopamin in der Lage sind, als Botenstoff zu wirken und die Dopamin-Rezeptoren an den Nervensynapsen zu stimulieren. Sie bieten gegenüber der Therapie mit L-Dopa folgende Vorteile:

- Ihre Verweildauer im Körper, die sogenannte Halbwertszeit, ist deutlich länger, sie müssen daher seltener eingenommen werden. Viele Behandelte sind nach einer einmaligen Abenddosis auch am gesamten nächsten Tag noch beschwerdefrei.
- Ihre Verträglichkeit ist normalerweise gut, weil die einzunehmenden Dosierungen gering sind.
- Sie werden vorwiegend über die Leber ausgeschieden und können daher auch bei schweren Nierenfunktionsstörungen gegeben werden.
- Es tritt selten die sogenannte Augmentation (Verstärkung der Beschwerden unter der Therapie) auf.

!

Dopaminagonisten bieten gegenüber der Therapie mit L-Dopa einige Vorteile.

Dosierung

Folgende Dopaminagonisten sind in Deutschland zur Therapie zugelassen:

- Pramipexol (Handelsname z. B. Sifrol) als Tablette, üblicherweise 0,088–0,7 mg täglich
- Ropinirol (Handelsname z. B. Adartrel) als Tablette, üblicherweise 0,5–4 mg täglich
- Rotigotin (Handelsname Neupro) als tägliches Pflaster von 1–8 mg/24 Stunden

Nicht zugelassen zur Therapie von RLS und nicht mehr empfehlenswert ist Cabergolin (Handelsname Cabaseril). Grund dafür sind schwere mögliche Nebenwirkungen in Form von Schäden an den Herzklappen. Das ist bedauerlich, da der Wirkstoff, vor allem wegen seiner sehr langen Halbwertzeit, manchmal den letzten Ausweg in der Behandlung schwieriger Fälle darstellen konnte.

Nebenwirkungen

Häufig eintretende unerwünschte Nebenwirkungen sind zeitweiser Schluckauf, Übelkeit, Blutdrucksenkung und starke Tagesmüdigkeit am Folgetag. Zur Behandlung der Übelkeit siehe die wichtigen Bemerkungen im Kapitel oben zu Levodopa. Wegen Schläfrigkeit und sogar drohendem Sekundenschlaf sollten Sie nicht mehr selbst Auto fahren!

Unter den bei RLS üblichen niedrigen Dosierungen der Dopaminagonisten kommen die im Beipackzettel angegebenen psychischen Effekte wie Verwirrtheit und Halluzinationen nur extrem selten vor. Bei rund 15 Prozent der Behandelten kann es aber zu einer verminderten Impulskontrolle, d. h. zu Kaufrausch (angeblich bei 5,7 Prozent), Spielsucht (5 Prozent), Essattacken mit erheblicher Gewichtszunahme, Internetsucht oder einem gesteigerten Sexualtrieb (3,5 Prozent) kommen.

Tatsächlich ist eine Gewichtszunahme unter Pramipexol oder Ropinirol vor allem bei Patientinnen sehr häufig – sie nehmen, wenn sie nicht gewarnt werden oder ihr Essverhalten nicht ändern – in der Regel etwa zehn bis zwölf Kilogramm im ersten Jahr der Therapie zu.

Extrem belastend wirken sich die anderen erwähnten Süchte aus. Wenn sich die betroffenen Patienten ihrem behandelnden Arzt nicht offenbaren, kann dies zu schlimmen finanziellen und sozialen Folgen führen. So wurden nach der Einnahme von Dopaminagonisten z. B. Fälle von Exhibitionismus oder völligem Bankrott beschrieben!

Dopaminagonisten können Suchtverhalten auslösen

Nach der Umstellung auf Dopaminagonisten sind viele Patienten glücklich und freuen sich über eine völlig neue Lebensqualität! Seien Sie dabei aber bitte sehr selbstkritisch – sprechen Sie Ihren Arzt sofort an, wenn Sie bei sich Anzeichen für vermehrtes Kaufen, eine deutliche Gewichtszunahme oder neue sexuelle Interessen feststellen oder sich von Internetspielen zu sehr fesseln lassen. Alles dies könnte (allerdings in seltenen Fällen) zu einer später nicht mehr beherrschbaren Sucht führen. Ihr Arzt wird dann eine andere, weniger eingreifende Medikation für Sie finden.

Vorgehensweise bei der Therapieumstellung

Wenn Sie von Levodopa auf einen der Dopaminagonisten umgestellt werden, sollten Sie am ersten Abend mit der neuen Medikation anstelle des L-Dopa eine geringe Erstdosis zwei Stunden vor dem Schlafengehen einnehmen. Dies können sein, soweit Ihr Arzt es nicht anders empfiehlt:

- eine halbe Tablette Pramipexol 0,18 mg (oder eine ganze mit 0,088 mg) bzw.
- eine ganze Tablette Ropinirol 0,5 mg

Je nachdem, ob diese Dosierungen für Sie zu gering (in der Nacht Beschwerden) oder zu hoch dosiert waren (guter Schlaf, aber starke Müdigkeit am nächsten Tag), müssen Sie sie am folgenden Abend anpassen. Das heißt, Sie sollten dann entweder die doppelte oder die halbe Dosis wählen. Lassen Sie sich ein solches Schema von Ihrem Arzt genau aufschreiben – vor allem die Art der Steigerung der Medikation und die höchste erlaubte Dosis. In diesen recht geringen Dosierungen können Sie dennoch mit gutem Erfolg, aber geringen unerwünschten Wirkungen rechnen.

Wenn Sie in einem späteren Schritt auf das Wirkstoffpflaster mit Rotigotin (Handelsname Neupro) umgestellt werden sollen, weil Sie auch am Tag immer noch starke Beschwerden haben und einen festen Medikamentenspiegel über 24 Stunden benötigen, dann gehen Sie wie folgt vor:

- Lassen Sie alle anderen RLS-Medikamente weg und kleben Sie am Morgen das erste Pflaster auf, beginnend mit der Stärke, die Ihr Arzt vorschlägt.
- Wählen Sie dafür eine saubere, trockene und intakte Hautstelle ohne Haare.
- Wärmen Sie nach dem Aufkleben (Anweisung siehe Beipackzettel) das Pflaster noch einige Minuten durch Aufpressen einer Handfläche an – dies aktiviert den Klebstoff.
- Vermeiden Sie danach eine direkte Wärmeeinwirkung auf die Pflasterstelle durch Saunabesuch, Heizkissen, direkte Sonne, Wärmflasche usw., denn hierdurch würde das Pflaster den Wirkstoff schneller durch die Haut abgeben. Dies könnte bei Ihnen zu einer Überdosierung führen!
- Lagern Sie die Pflaster immer im Kühlschrank.
- Wechseln Sie sie immer exakt nach 24 Stunden und entsorgen Sie das alte Pflaster.
- Wählen Sie jeden Tag ein neues Hautareal aus, damit es nicht zu Reizungen kommt.

- Löst sich ein Pflaster, z. B. durch vermehrtes Schwitzen, so kleben Sie ein neues an anderer Stelle auf und wechseln Sie dieses zur gewohnten Zeit.

Wann ist ein Wirkstoffpflaster sinnvoll?
Die Behandlung mit einem Wirkstoffpflaster wird dann empfohlen, wenn tagsüber trotz einer Medikation starke Beschwerden auftreten. Dies ist besonders häufig der Fall, wenn man wegen anderer Erkrankungen viel sitzen muss und sich nicht mehr gut bewegen kann, z. B. bei schwerer Arthrose, Altersschwäche oder Behinderungen. Überlegen Sie sich aber gut, ob Sie nur eine Behandlung bei Bedarf (also z. B. ab mittags) oder wirklich das Pflaster mit seiner Medikamentenabgabe über 24 Stunden nehmen wollen. Denn damit erkaufen Sie sich natürlich auch alle Nebenwirkungen rund um die Uhr. Darüber hinaus ist der nächtliche Wirkstoffspiegel unter dem Pflaster oft zu niedrig, so dass eine zusätzliche abendliche Medikation von Levodopa, Schlaftablette oder Pramipexol notwendig wird.

Wechsel der Medikation bei Wirkverlust

Auch bei den Dopaminagonisten Pramipexol und Ropinirol kommt es in der Regel nach Monaten oder Jahren zu einer Gewöhnung im Sinne der oben beschriebenen Augmentation. Bei den meisten Betroffenen kann dann in Rücksprache mit dem behandelnden Arzt die Dosierung langsam gesteigert werden. Üblicherweise reichen anfangs 0,18 mg Pramipexol oder 0,5–1 mg Ropinirol, ein- bis zweimal täglich eingenommen, aus. Im Rahmen der Gewöhnung darf auf die doppelte, in schweren Fällen auf die dreifache Tagesdosis erhöht werden, wenn die dann zu befürchtenden Nebenwirkungen wie Schläfrigkeit und Schwindel beachtet werden.

> **!** Bei einem Verlust an Wirksamkeit hilft es oft gut, die Medikation zu wechseln.

Eine weitere therapeutische Möglichkeit besteht darin, bei einem Wirkverlust eines der Dopaminagonisten auf einen der beiden anderen zu wechseln. So kann z. B. problemlos von Pramipexol auf Ropinirol zurückgegriffen werden und umgekehrt. Auch mehrfache Wechsel hin und her sind möglich. Wenn der eine Wirkstoff nicht mehr gut greift, wirkt zumeist wieder der andere. Dasselbe gilt für das Pflaster mit Rotigotin, hier sind dann jedoch die oben genannten Hinweise zur Anwendung zu beachten.

Opioide/Opiate

In vielen anderen Ländern, z. B. in den Vereinigten Staaten, sind bei RLS Opiate inzwischen das Behandlungsmittel der ersten Wahl. Dafür gibt es vielfältige Gründe: Sowohl die klassischen Opiate, die aus den Kapseln des Schlafmohns extrahiert werden, als auch die heute üblicherweise verschriebenen, synthetisch hergestellten Opioide sind gut verträglich und zeigen selten schwerwiegende Nebenwirkungen. Vor allem belasten sie weder den Magen noch die Leber oder die Nierenfunktion. Dazu sind sie preiswert, individuell dosierbar und weltweit verfügbar, wirken darüber hinaus auch noch schmerzstillend, stimmungsaufhellend und aktivierend.

Auch die „Leitlinien zur Diagnostik und Therapie des Syndroms der ruhelosen Beine“, die von der „Deutschen RLS-Konsensus-Task-Force“ herausgegeben wurden, empfehlen schon seit 2001 die Kombination Dopaminagonist oder L-Dopa mit Opiaten bzw. die ausschließliche Anwendung von Opioiden dann, wenn Dopaminagonisten alleine nicht wirken, nicht vertragen werden oder nicht gegeben werden dürfen.

Folgende Opioid-Wirkstoffe haben bisher gute Erfolge in der RLS-Therapie gezeigt:

- Tilidin (in Kombination mit Naloxon) als Tropfen und retardierte Tabletten
- Oxycodon (ebenfalls in Kombination mit Naloxon) als Kapseln
- Morphin als retardierte Tabletten und Tropfen

- Fentanyl nur in Wirkstoffpflastern
- Codein als Tropfen und Kapseln
- Buprenorphin als Lutschtabletten und in Pflastern
- Tramadol als Tropfen, Tabletten, Kapseln

Die Wirkstoffe Codein und Dihydrocodein sind hilfreich gegen Husten, aber auch gegen RLS. Versuchen Sie daher, Ihre übliche RLS-Medikation um etwa die Hälfte zu reduzieren, wenn Ihr Arzt Ihnen wegen Bronchitis einen dieser Hustenblocker verschrieben hat.

Opioide: meist nicht für RLS zugelassen

Es muss an dieser Stelle nochmals darauf hingewiesen werden: Alle Opioide (außer dem Präparat Oxycodon plus Naloxon, Handelsname z. B. Targin) sind in Deutschland nur zur Therapie von Schmerzzuständen, nicht aber bei RLS zugelassen. Das bedeutet andererseits: Ihr Arzt kann Ihnen dann Opiate/Opioide zur Behandlung Ihres RLS verschreiben, wenn Sie gleichzeitig an einer Erkrankung mit mittelschweren oder schweren Schmerzzuständen leiden. Dies sind z. B. Osteoporose (Knochenschwund), Bandscheibenvorfälle und ihre Folgen, Arthrose von Hüft-, Schulter- oder Kniegelenken sowie Wirbelsäulenbeschwerden.

Leiden Sie neben RLS an einer dieser Störungen und müssen dafür starke Schmerzmittel, z. B. Antirheumatika, einnehmen, so könnte Ihr Schmerztherapeut Sie stattdessen auf Opioide einstellen. Das würde bedeuten, dass bei Ihnen mit nur noch einem Medikament verschiedene Krankheitsbilder – RLS und Ihre anderen chronischen Schmerzzustände – gleichzeitig behandelt werden können!

!

Im Gehirn wie im Rückenmark verfügt der Körper über sein eigenes schmerzhemmendes System.

Wirkweise

Im Gehirn wie im Rückenmark verfügt der Körper über Opioid-Rezeptoren, also sein eigenes schmerzhemmendes System. Werden diese bei Verletzungen oder Stress durch körpereigene Endorphine oder durch als Medikament verabreichte Wirkstoffe blockiert, so lassen sich Missempfindungen und Schmerzreize für eine bestimmte Zeit fast ganz ausgeschalten. Offensichtlich reagieren auch die für das RLS zuständigen Dopamin-Rezeptoren auf eine Blockade durch Opiate, weshalb sie Verwendung in der Therapie finden können.

Opioide zeigen noch weitere positive Wirkungen im Körper:

- Milderung von Anspannung und Ängsten
- Appetitanregung
- Blutdruckabfall
- Stimmungsaufhellung
- Blockierung des Hustenzentrums im Gehirn

Leider gibt es auch einige unerwünschte Nebenwirkungen:

- Hemmung des Atemzentrums (Gefahr des Atemstillstandes bei Überdosierungen!)
- Pupillenverengung
- Hemmung von Nierentätigkeit und Verengung des Blasenschließmuskels
- Verzögerung der Magen- und Darmentleerung, daher Verstopfung
- Verminderung von Aufmerksamkeit und Konzentration
- Schwindel und Übelkeit

Wegen ihrer vielen Vorteile und trotz ihrer bekannten unerwünschten Wirkungen stellen Opiate eine sehr gute Therapieoption bei Restless Legs dar. Es gibt allerdings bisher keine starren Vorgaben und keine Lehrbuchregeln dafür, sondern nur Erfahrungswerte von Betroffenen und deren Ärzten. Versuchen

Sie daher, das für Sie passende und gut verträgliche Opioid zu finden.

Opiate: Suchtpotenzial?
Offensichtlich muss man, um in der Behandlung von Schmerzen oder RLS eine Abhängigkeit von Opioiden zu entwickeln, eine Suchtstruktur aufweisen. Bei gesunden, psychisch bisher unauffälligen Menschen hat sich in der RLS-Therapie bisher kein Hinweis darauf ergeben, dass verordnete Medikamente in eine Sucht geführt hätten. In allen Fällen konnten bisher die Betroffenen ihre individuelle Opiat-Dosis finden und mussten diese dann nicht weiter steigern, wie man es sonst bei einer Gewöhnung oder Toleranzentwicklung erwarten würde. Es scheint sogar eine Augmentation nur bei Dopaminagonisten, nicht aber unter Opiaten aufzutreten.

Wann ein Umstellungsversuch auf Opioide angebracht ist

Wenn die Dopaminagonisten bei RLS nicht mehr ausreichend wirken, sich (gerade in hohen Dosierungen) zu starke Nebenwirkungen einstellen oder wenn diese von Anfang an nicht vertragen werden sollten, dann kann ganz auf folgende Opioide oder auf eine Kombination damit umgestellt werden:

Tilidin plus Naloxon (Handelsnamen z. B. Tilidin comp. oder Valoron): Die besten und umfangreichsten Erfahrungen zur Verwendung bei RLS bestehen in der Gabe des Opioids Tilidin plus Naloxon. Diese Wirkstoffkombination wird in der Medizin zur Linderung von starken und sehr starken Schmerzen eingesetzt, z. B. bei Unfällen, Knochenbrüchen, Arthrose, Krebsleiden oder nach Operationen. Tilidin wirkt im Gehirn auf das Schmerzzentrum und vermindert die Schmerzwahrnehmung. Es ist etwas schwächer als das schon im Altertum benutzte Morphium.

Naloxon wird als Gegenspieler („Gegengift") von Opiaten verwendet, z. B. bei Vergiftungen durch eine Überdosis Heroin.

Die Kombination Tilidin/Naloxon wurde eingeführt, um zum einen die typischen Nebenwirkungen von Opioiden (vor allem Verstopfung, Übelkeit, Schwindel) zu verringern, und um zum zweiten einen Missbrauch von Abhängigen durch die Injektion in eine Vene (das „Fixen") zu verhindern. Denn durch den Zusatz von Naloxon wirkt Tilidin nur über den Magen-Darm-Trakt, nicht aber bei intravenöser Verabreichung. Es hat also deutlich weniger unerwünschte Wirkungen und ist durch die unterschiedlichen, im Handel erhältlichen Darreichungsformen in fast allen Situationen gut anwendbar.

Die retardierten Tabletten können in einer Dosierung von 50 mg bis etwa 300 mg täglich entweder allein oder in Kombination mit Dopaminagonisten eingenommen werden. In Form von Tropfen (zwischen zehn und zwanzig Tropfen bei Bedarf) sind sie ein ideales Mittel, um plötzlich auftretende RLS-Beschwerden innerhalb von wenigen Minuten zu beseitigen. Tilidin kann müde und benommen machen, wirkt in der Langzeitanwendung aber eher aktivierend und euphorisierend statt dämpfend.

Tilidin plus Naloxon

Tilidin plus Naloxon kann als Tablette auf einem normalen Rezept-Formular verordnet werden. Für die Verschreibung von „Tilidin comp. Tropfen" muss Ihr Arzt ein sogenanntes BTM-Rezept benutzen. Hier ist aber Vorsicht angebracht! Die Einnahme von Tilidin plus Naloxon in Form von Tropfen, aber nicht als Tabletten, soll zu einer Abhängigkeit führen können. Daher wurden die Tropfen auch, wie fast alle anderen oben aufgeführten Opioide, unter die Betäubungsmittelgesetze gestellt und sind nur auf dem speziellen, sogenannten BTM-Rezept erhältlich. Fragen Sie Ihre Ärzte, ob sie über die nötigen Formulare verfügen und bereit sind, Ihnen Opiate zu verordnen.

Targin (Oxycodon plus Naloxon): Targin ist in Form von Kapseln zu 5 mg, 10 mg, 20 und 40 mg plus einem Anteil an Naloxon im Handel und BTM-pflichtig, d. h., es muss auf einem Betäubungsmittelrezept verschrieben werden. Dieses Medikament hat als einziges die offizielle Zulassung zur Behandlung bei RLS. Es wirkt in fast identischer, aber stärkerer Weise als Tilidin plus Naloxon. Die Hersteller empfehlen eine langsame Eindosierung von zweimal 5 mg täglich, ansteigend bis auf 20 mg jeweils morgens und abends. Es ist sicher richtig, hier mit der geringsten Dosis anzufangen. Allerdings sollte man bei RLS, anders als bei Schmerzpatienten, die beiden Kapseln dann nehmen, wenn man sie braucht: nämlich nicht morgens und abends, sondern mittags (oder nachmittags) und abends. Fast alle RLS-Betroffenen können den Vormittag, die Mittagszeit und den frühen Nachmittag in der Regel ohne Beschwerden und mit viel Aktivität überbrücken. Erst am späteren Nachmittag beginnt dann das RLS, und erst dann wird eine Medikamentengabe sinnvoll. Oft ist auch im Tagesverlauf eine geringere Dosierung (z. B. 5 mg) und erst zur Nacht dann die höhere (z. B. 10 mg) notwendig. Alles dies muss im Einzelfall ausprobiert werden!

Morphin: Morphin wird von diversen Herstellerfirmen und unter den verschiedensten Produktnamen vertrieben. Es gibt auf dem deutschen Markt eine Vielzahl von retardierten und von schnell wirkenden Tabletten (enthaltene Wirkstoffmengen zwischen 10 mg und 120 mg) sowie Tropfen in unterschiedlicher Konzentration. Es wird gerne verschrieben, da es relativ preiswert und wegen der großen Anzahl von unterschiedlichen Dosierungen ganz individuell einsetzbar ist. Allerdings zeigt Morphin alle oben genannten Nebenwirkungen, vor allem Übelkeit und Verstopfung.

Codein und Dihydrocodein: Beide Wirkstoffe unterdrücken im Gehirn den Hustenreiz, haben aber sonst ein ähnliches Profil wie die restlichen Opoide. Bei starker Bronchitis oder Lungenentzündung kann Codein in höherer Dosierung zur Nacht genommen werden, dann sollte man aber die eigentliche Medikation gegen RLS um etwa die Hälfte reduzieren.

Fentanyl: Dieses synthetische Opiat ist um ein Vielfaches stärker in seiner schmerzstillenden und atemlähmenden (!) Wirkung als Morphin oder gar Tilidin. Es wird vorwiegend in der Narkoseführung und als Pflaster gegen stärkste Schmerzen eingesetzt. Ähnlich wie das Rotigotin-Pflaster bei den Dopaminagonisten ist es in verschiedensten Stärken erhältlich. Auch hier kann, wenn man wirklich den ganzen Tag lang unter Beschwerden leidet, ein Behandlungsversuch gemacht werden. In fast allen beobachteten Fällen reicht bei RLS ein gering dosiertes Pflaster aus. Auch muss nach dem Finden der richtigen Wirkstoffstärke keine Gewöhnung mit Steigerung der Dosierung befürchtet werden.

Buprenorphin: Dasselbe gilt für diesen Wirkstoff, der bisher seinen Platz hauptsächlich in der Entwöhnungsbehandlung für Heroinabhängige, der sogenannten Substitutionstherapie, gefunden hatte. Dies vor allem, weil er etwa fünfzig Mal stärker wirkt als das klassische Morphin. Aber auch bei einigen RLS-Betroffenen konnte er erfolgreich eingesetzt werden: Als Pflaster hilft er bei Dauerbeschwerden, und als Lutschtablette („sublingual") kann er – schnell wirkend – im Notfall eingesetzt werden.

Wichtig bei Pflastern: den Beipackzettel beachten!

Fentanyl-Pflaster müssen alle 72 Stunden, Pflaster mit Buprenorphin alle sieben Tage gewechselt werden. Vor dem Aufkleben des neuen muss das alte Pflaster sicher entfernt worden sein, damit es nicht zu einer Überdosierung kommt. Es dauert üblicherweise mehrere Stunden, bis der enthaltene Wirkstoff durch die Haut ins Gewebe und dann in die Blutbahn übergetreten ist. Also auch, bis die ersehnte Wirkung eintritt! Für die Akut- oder Notfallbehandlung sind Pflaster daher nicht geeignet.

Tramadol: Tramadol firmiert unter den schwächeren und daher nicht BTM-pflichtigen Schmerzmitteln. Es kann sich lohnen, einen Behandlungsversuch bei RLS zu machen, zumal es diesen Wirkstoff in vielen Darreichungsformen (unretardierte Tabletten, als Kapseln und als Tropfen) und Stärken gibt. Seine Nebenwirkungen sind – wie seine Wirkung – auch schwächer als bei den restlichen Opioiden.

Fazit: Opiode und Opiate stellen eine wichtige – gleichwohl nicht immer zugelassene und wegen der zu beachtenden Formalien oft schwer zu erhaltende – Behandlungsmöglichkeit bei RLS dar. Einfacher einsetzbar sind sie, wenn der Betroffene gleichzeitig als Schmerzpatient gilt und Opiate dabei die Therapie unterstützen. Opioide und Opiate verursachen in der Regel weniger Nebenwirkungen als alle anderen RLS-Medikamente. Sie sind gut steuerbar und bei allen Facetten des RLS sinnvoll, weil es sie in vielen verschiedenen Darreichungsformen gibt. Darüber hinaus sind sie sowohl alleine einsetzbar als auch in Kombination mit Dopaminagonisten.

Antiepileptika

Wirkweise

Diese Substanzklasse wurde ursprünglich zur Behandlung bei Krampfleiden und zur Vorbeugung von Krampfanfällen entwickelt. Bei RLS sind bisher die Wirkstoffe Carbamazepin, Valproat, Gabapentin und Pregabalin eingesetzt worden. Alle vier sind Mittel der letzten Wahl und verbessern zwar wohl die Missempfindungen und den Schmerzcharakter, haben auch eine beruhigende und schlaffördernde Wirkung, helfen aber eher nicht gegen Muskelzuckungen und auch nicht gegen nächtliche Aufwachreaktionen. Pregabalin soll eine ausgeprägte Abhängigkeit nach sich ziehen und bewirkt eine starke Benommenheit. Alle Medikamente wirken embryotoxisch, dürfen also auf keinen Fall in einer Schwangerschaft genommen werden!

Allerdings werden Gabapentin und Pregabalin auch zur Behandlung von Schäden der peripheren Nerven in den Extremitäten, also bei der sogenannten Polyneuropathie, eingesetzt. Für den Fall, dass bei einer Person mit RLS (hier sind bei Tests alle Nerven völlig intakt) zusätzlich eine Nervenschädigung, z. B. durch einen Diabetes mellitus oder einen Vitaminmangel nachgewiesen werden konnte, sollte ein Therapieversuch mit diesen beiden Medikamenten gestartet werden.

!

Gabapentin und Pregabalin mögen die Beschwerden bei RLS unterdrücken, spielen aber in der Therapie wegen ihrer starken Nebenwirkungen so gut wie keine Rolle.

Dosierung

Beide Wirkstoffe müssen langsam von einer niedrigen Einmaldosis auf eine dreimalige tägliche Gabe gesteigert werden, Gabapentin von 300 mg bis auf 2400 mg und Pregabalin von 25 mg bis auf etwa 300 mg pro Tag, um eine den Nervenschmerz dämpfende Wirkung zu erzielen. Allerdings dämpfen diese Wirkstoffe auch die Behandelten so stark, dass diese eine solche Maximaldosis in der Regel ablehnen.

Benzodiazepine und Schlafmittel

Benzodiazepine, zu denen z. B. die bekannten Präparate Valium (Diazepam) und Adumbran (Oxazepam) gehören, wurden wohl schon lange bei RLS-Beschwerden eingesetzt, vor allem, als es noch keine anderen und spezifischen Medikamente gab. Vermutlich lässt sich der hohe Verordnungsgrad dieser Beruhigungsmittel in den 60er- und 70er-Jahren darauf zurückführen, dass den Ärzten damals keine anderen Medikamente gegen Schlafstörungen zur Verfügung standen und dass das bis etwa 1990 noch unbekannte Bild der nächtlichen Unruhe darauf gut ansprach.

Wirkweise

Auch heute können Benzodiazepine und andere schlaffördernde Substanzen wie Zolpidem und Zopiclon unterstützend zur Behandlung bei RLS eingesetzt werden. Man muss sich aber über ein hohes Abhängigkeitspotenzial im Klaren sein. Das heißt, es kann bei täglichem Gebrauch eine schnelle Gewöhnung eintreten, die oft nur mit einer stationären Entwöhnungsbehandlung wieder beendet werden kann. Alle in Kurzform „Benzos" und „Z-Substanzen" genannten Mittel sollten daher nur in minimalen Mengen (ein Viertel bis eine halbe Tablette zur Nacht) und nicht mehr als zweimal wöchentlich zu den übrigen RLS-Medikamenten kombiniert werden, wenn Sie keinen Schlaf finden.

Bei sehr schweren und therapieresistenten Fällen von Restless Legs kann das Benzodiazepin Clonazepam (Handelsname Rivotril, in einer Dosis von 1–2 mg) zusammen mit den anderen bekannten Mitteln versucht werden.

Fazit: Zur Behandlung des RLS mit rezeptpflichtigen Medikamenten stehen derzeit Levodopa und Dopaminagonisten sowie das Opiat Targin als offiziell zugelassene Präparate zur Verfügung. Zum Einsatz kommen jedoch auch bisher nicht zugelassene Mittel, so fast alle gängigen Opioide (vor allem bei Schmerzpatienten), einige Antiepileptika und Benzodiazepine sowie Schlafmittel. Die notwendigen Dosierungen fallen durchweg geringer aus als bei Schmerz- oder Parkinsonpatienten. Alle genannten Wirkstoffe können miteinander kombiniert werden, wobei Erfolg und Minimierung der Nebenwirkungen zu berücksichtigen sind.

!

Benzodiazepine und Schlafmittel können, nur gelegentlich und in geringer Dosis eingenommen, die Wirkung der RLS-Medikation unterstützen.

Die medikamentöse Therapie von RLS ist individuell und komplex und erfordert eine vertrauensvolle Zusammenarbeit mit Ihrem Arzt.

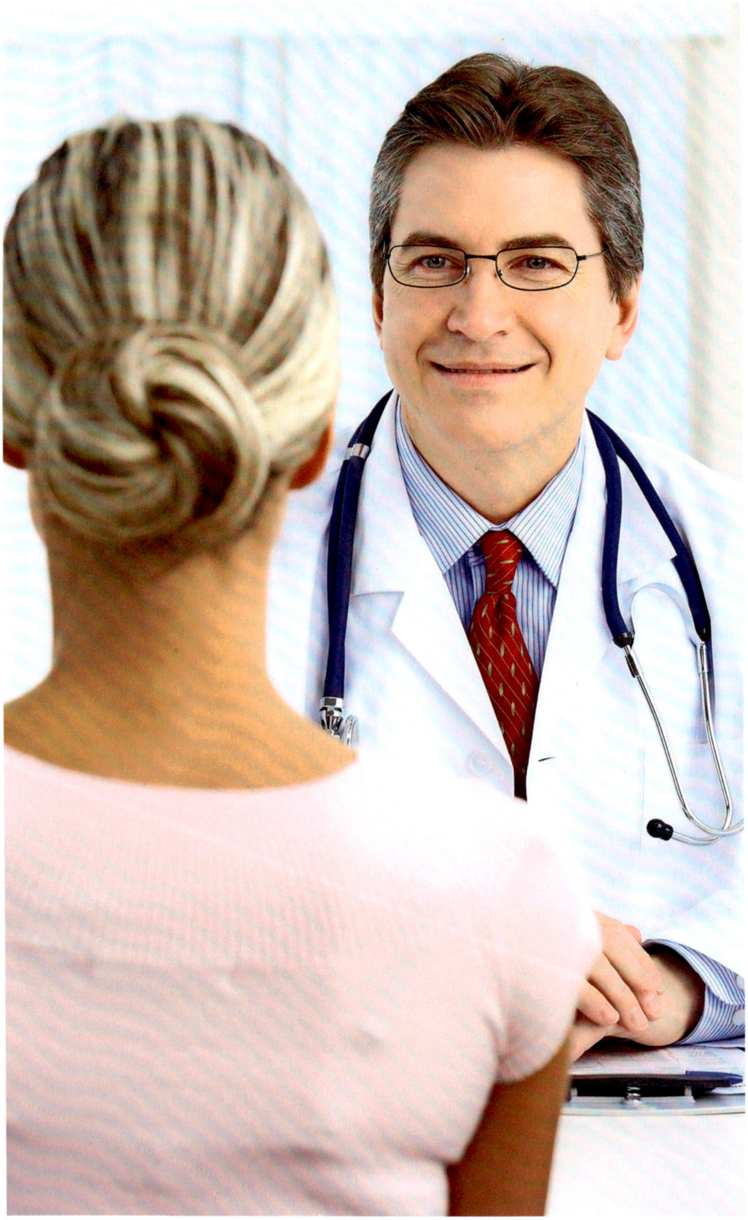

Häufig gestellte Fragen und Antworten

In meiner Praxis habe ich umfangreiche Erfahrungen mit der Therapie von mehreren hundert RLS-Patienten sammeln können. In diesem Kapitel erhalten Sie Antworten zu den häufigsten Fragen, die im Rahmen der medikamentösen Behandlung aufgekommen sind.

Was mache ich, wenn ...

... Levodopa als Testsubstanz bei mir die Beschwerden nicht bessert?

Wenn unter 100 mg Levodopa zur Nacht die RLS-Symptome nicht gebessert werden oder nicht gänzlich verschwinden, dann am zweiten Abend 200 mg, gegebenenfalls am dritten Tag 300 mg einnehmen. Helfen diese höheren Dosierungen immer noch nicht, stattdessen in einer weiteren Nacht ein bis zwei Tabletten Pramipexol 0,18 mg versuchen. Wirkt auch diese Substanz nicht, dann leiden Sie nicht an RLS, sondern an einer anderen, weiter abzuklärenden Erkrankung. Hier wäre noch ein Therapieversuch mit einem Opiat möglich, z. B. mit Tilidin 100/8 mg einmalig zur Nacht.

... Levodopa seine Wirkung verliert und ich täglich immer mehr davon einnehmen muss?

Dieses Phänomen ist die bekannte „Augmentation“ (siehe S. 90). Hier hilft nur der Wechsel auf einen der sogenannten Dopaminagonisten. Statt des L-Dopa muss dann zur Nacht zunächst eine Tablette Pramipexol 0,18 mg oder Ropinirol 0,5 mg eingenommen und später eventuell gesteigert werden.

... auch Pramipexol immer schlechter wirkt und gesteigert werden muss?

Fast alle Patientinnen kommen mit der einmal gefundenen, zufriedenstellenden Dosis über Jahre gut zurecht. Bei den meisten männlichen Patienten aber tritt recht bald ein Verlust der Wirksamkeit ein, sie müssen dann Pramipexol mehrfach steigern. In diesem Fall kann ein Wechsel auf Ropinirol hilfreich sein, welches dann sofort wieder gut wirkt. Tritt später auch hierauf eine Gewöhnung ein, kann auf Pramipexol in niedriger Dosis zurückgetauscht werden. Solche Wechsel der Medikation sind unproblematisch und so oft möglich wie nötig. Eine zweite Option besteht in der Kombination des Dopaminagonisten mit einem Opioid. Betroffene können z. B. 50–100 mg Tilidin/Naloxon zusammen mit Pramipexol einnehmen. Die Wirkstoffe ergänzen sich dann.

... ich das Gefühl habe, noch ein wenig mehr an Medikation zu brauchen?

Oft reicht eine bestimmte Menge an Medikation (z. B. 0,35 mg Pramipexol am Abend) nicht ganz aus, um ohne Beschwerden durch die Nacht zu kommen, aber eine Verdoppelung der Dosis bringt eine erhebliche Tagesmüdigkeit mit sich. Dann können Sie eine Tablette L-Dopa 100/25 mg (zum Einschlafen) oder eine Kapsel davon (zum Durchschlafen) mit Pramipexol kombinieren.

... ich mich schlaflos, aber mit ruhigen Beinen im Bett wälze?

Bei Schlafstörungen, die nicht durch die RLS-Beschwerden ausgelöst werden, kann im Notfall ein Viertel einer der gängigen Schlaftabletten (z. B. Adumbran, Noctamid, Zolpidem) zusätzlich zur RLS-Medikation eingenommen werden. Da sich die Substanzen gegenseitig unterstützen, reicht diese minimale Menge aus.

... ich plötzlich unerwartet starke Beschwerden bekomme?

In einem solchen Notfall helfen 10–20 Tropfen des Mittels Valoron oder Tilidin comp. (die Sie in einer kleinen Flasche bei sich tragen sollten), eine Tablette Levodopa oder Madopar LT zerkaut, gelutscht oder in Wasser gelöst, oder (aber nur, wenn Sie an dieses sehr starke Medikament gewöhnt sind!) eine halbe Tablette Buprenorphin.

... ich eine so hohe abendliche Dosis brauche, dass ich am nächsten Tag sehr müde bin?

Es gilt weiterhin: Nehmen Sie die absolut geringste abendliche Dosis, die Ihnen noch einen erholsamen Schlaf ermöglicht. Aber auch damit werden Sie immer wieder Phasen von Tagesmüdigkeit verspüren. Lenken Sie dann auf keinen Fall selbst ein Fahrzeug, denken Sie an die Sturz- und Unfallgefahr! Ruhen Sie sich aus, wenn es möglich ist. Ansonsten helfen Ihnen Ablenkung, Kaffee und frische Luft.

... mein Arzt mich für „austherapiert" hält und keine Idee mehr hat?

In schweren Fällen, bei denen die bisher genannten Medikamente nicht mehr ausreichend wirken, sollten Sie mit ihrem Arzt zusammen ausprobieren, ob eine ausgeklügelte Kombinationstherapie nicht doch noch neue Lebensqualität bringt. So kann man z. B. folgende Kombinationen versuchen:

- Neupro-Pflaster plus Opiat plus/oder Pramipexol zur Nacht
- Targin-Kapseln zweimal täglich plus Pramipexol abends oder plus Schlafmittel
- Opiat-Pflaster (Wirkstoffe: Fentanyl oder Buprenorphin) plus Pramipexol oder Schlafmittel oder Antiepileptikum
- Opiat-Pflaster mit Buprenorphin plus Buprenorphin als Lutschtablette bei Bedarf plus Dopaminagonist zur Nacht
- Targin-Kapseln zweimal täglich plus ein Antiepileptikum.

Ähnliche Kombinationen der einzelnen Wirkstoffgruppen untereinander, z. B. auch mit Ropinirol, können nur ausprobiert werden. Es gibt keine festen Schemata. Aber es sei wiederholt: Vorsicht vor Sturzgefahr, Sekundenschlaf, Tagesmüdigkeit!

Auch sollten Männer, die sich ständig müde und leistungsgemindert fühlen, ein sogenanntes Schlaf-Apnoe-Syndrom ausschließen lassen. Falls diese Erkrankung vorliegen sollte, dürfen nicht alle genannten Medikamente gegeben werden, weil sie die Atemnot des Betroffenen verstärken könnten.

... mein Arzt mir keine Opioide verschreiben will?

Dann wechseln Sie den Neurologen! Oder bitten Sie Ihren Hausarzt, der sicher oft Opiate für Schmerzpatienten verordnen muss und daher die in diesem Buch genannten Medikamente kennen wird, sie Ihnen zu verschreiben. Dies ist vor allem dann sinnvoll, wenn Sie bei ihm auch wegen einer schmerzhaften Erkrankung in Behandlung sind und die Therapien dort koordiniert werden können.

... ich keinen Arzt finde, der sich mit der Behandlung von RLS auskennt?

Werden Sie Mitglied in der Selbsthilfevereinigung „RLS e.V. – Deutsche Restless Legs Vereinigung“! Dort wird man Ihnen Adressen von kenntnisreichen Ärzten und Selbsthilfegruppen in Ihrer Region zur Verfügung stellen. Auch eine Hotline zur Beantwortung brennender Fragen wurde für Sie dort eingerichtet. Die Kontaktdaten finden Sie im Anhang.

... ich noch viele weitere Medikamente einnehmen muss?

In der Regel gibt es keine gravierenden Wechselwirkungen von Levodopa, Dopaminagonisten, Opioiden und Benzodiazepinen mit anderen Medikamentengruppen, die z. B. gegen Diabetes mellitus, Blutdruckerhöhung oder Magen-Darm-Erkrankungen von Ihnen eingenommen werden müssen. Der einzige Warnhinweis zu einer schwerwiegenden Interaktion wurde kürzlich von der „Arzneimittelkommission der Deutschen Ärzteschaft" veröffentlicht. Danach kam es in einem Fall zu einer unerwünschten Verschlechterung der Blutgerinnung unter dem Präparat Marcumar, nachdem Tilidin (plus Naloxon) dazu verordnet wurde. Sprechen Sie mit Ihrem Hausarzt oder Kardiologen, falls Sie ein gerinnungshemmendes Mittel einnehmen.

... ich gerne Cannabis gegen RLS versuchen möchte?

Seit März 2017 können Patienten mit einer schwerwiegenden Erkrankung die Versorgung mit Cannabinoiden beantragen. Mir sind keine Behandlungsversuche oder Studien bei RLS-Patienten dazu bekannt, ich vermute aber eine hilfreiche Wirkung – ähnlich der von Opioiden. Eine Auskunft einzelner Krankenkassenverbände ergab, dass dort bis Ende September 2017 bereits 12.000 Anträge auf Genehmigung einer Cannabis-Therapie vorlagen. Ob sich darunter RLS-Patienten befinden, ist nicht bekannt. Natürlich könnten Betroffene dieses in solchen Fällen versuchen, in denen die gesamten übrigen Behandlungsoptionen nicht zufriedenstellend sind. Es wird sich erst zukünftig klären lassen, ob in definierten Fällen auch für RLS-Patienten eine Genehmigung erteilt werden wird.

... ich Opiate nehmen und ins Ausland reisen muss?

Wenn Sie mit Opiaten oder Medikamenten, die injiziert werden müssen (Insulin), fliegen oder eine Grenze passieren wollen, brauchen Sie für viele Staaten ein vom Arzt beglaubigtes Attest dafür. Bitten Sie Ihren Hausarzt rechtzeitig vor der Reise, es Ihnen auszufüllen. Einen Vordruck finden Sie im Anhang des Buches.

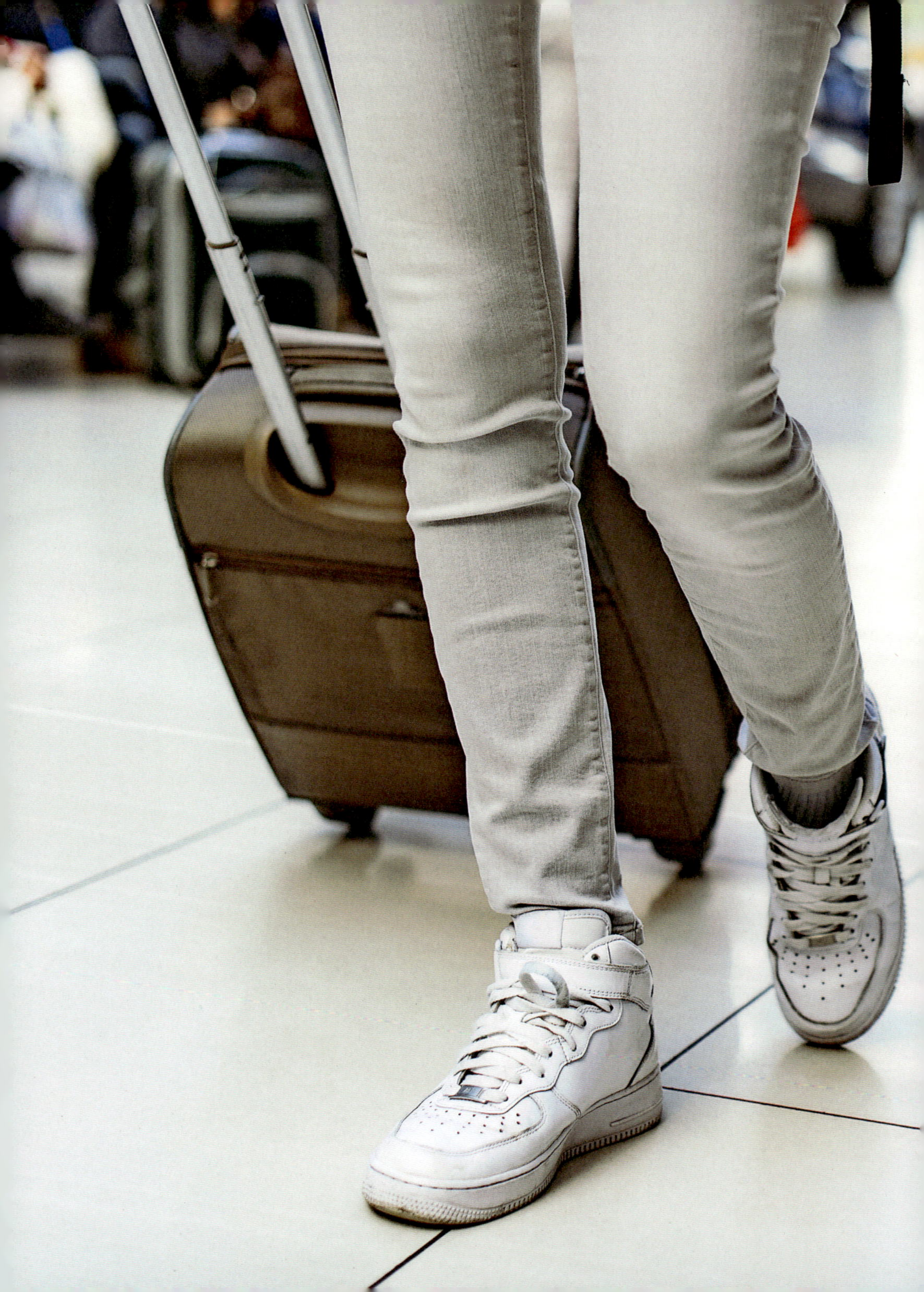

RESTLESS-LEGS-SYNDROM – BESONDERE LEBENSSITUATIONEN MEISTERN

Wenn Sie mit Ihren Medikamenten gut eingestellt sind, kann im Alltag eigentlich nichts mehr schiefgehen. Wie es Ihnen auch in besonderen Umständen gelingt, sich nicht von der Erkrankung einschränken zu lassen und für alle Fälle vorzusorgen, erfahren Sie in diesem Kapitel.

Operationen und RLS

Bei jeder Operation, egal, ob in einem Notfall oder geplant, werden Sie durch starke Narkotika und Schmerzmittel in einen Tiefschlaf versetzt, der heutzutage sogar durch die Ableitung Ihrer Gehirnströme (durch ein sogenanntes EEG) überprüft wird. Der Anästhesist kann dadurch und durch weitere Überwachungsmaßnahmen Ihre Narkosetiefe und eventuelle Schmerzreaktionen genau verfolgen.

Leider können dabei einige hochwirksame Narkosemittel Anwendung finden, die die Beschwerden des RLS wie Unruhe, Bewegungsdrang und Muskelzuckungen ins Unerträgliche steigern, wenn man wieder aufwacht. Es wird dann für die Frischoperierten zu einer großen Qual, liegenbleiben zu müssen. Vor allem Patienten mit Operationen der Extremitäten dürfen die betroffenen Gliedmaßen keinesfalls belasten. Wenn sie auf Grund der RLS-Beschwerden aufstehen wollen, drohen ihnen ein Sturz, ein Kollaps oder eine erneute Verletzung der gerade operierten Extremität!

So berichtete mir ein Patient:

„Vor zwei Monaten sollte ich operiert werden, um ein neues Kniegelenk zu erhalten. Obwohl ich den Anästhesisten über mein RLS und die Notwendigkeit einer schonenden Narkose unterrichtet hatte, muss ich wohl falsche Narkosemittel bekommen haben. Ich war noch nicht richtig erwacht und stark benommen, als ich schon heftigste Beschwerden durch das RLS hatte. In meiner Not wollte ich aufstehen, konnte das operierte Bein nicht belasten und war so schwach, dass ich vor dem Bett hingefallen und auf die linke Schulter gestürzt bin. Leider habe ich mir dabei den Oberarm gebrochen und war dadurch noch sechs weitere Wochen sehr eingeschränkt."

Und eine meiner Patientinnen hat das Folgende erlebt:

„Kürzlich musste bei mir die Gallenblase entfernt werden. Ich vertraute darauf, in der Klinik meine üblichen RLS-Medikamente zu bekom-

men. Leider stellte sich am Vorabend der OP heraus, dass diese in der Krankenhausapotheke nicht vorhanden waren. In letzter Minute konnte eine Bekannte sie mir von zuhause vorbeibringen. Nach der OP waren meine Beschwerden dann so stark, dass ich täglich die doppelte Dosis einnehmen musste, was ich heimlich, ohne die Ärzte auf Station zu fragen, auch tat."

Es ist daher dringend notwendig, dass Sie vor jeder OP – auch im Notfall! – Ihre behandelnden Ärzte, vor allem die Anästhesisten, über Ihr RLS informieren. Denn Sie dürfen bestimmte Narkosemittel nicht erhalten, weil diese Ihr RLS stark verschlimmern und Sie dazu zwingen werden, sofort nach der Operation das Bett zu verlassen. Die entsprechenden Medikamente sind auf S. 116 dieses Ratgebers aufgeführt. Sie können als Mitglied der Selbsthilfevereinigung „RLS e.V. – Deutsche Restless Legs Vereinigung" (Kontaktdaten siehe Anhang) einen Informationsbogen „Restless-Legs-Syndrom – Besonderheiten für das perioperative Management für Anästhesisten" anfordern. Dort bekommen Sie darüber hinaus einen Mitgliedsausweis, der Hinweise auf verbotene Medikamente enthält. Ebenfalls im Anhang dieses Buches (S. 133) finden Sie einen Notfallausweis für RLS-Patienten, den Sie abtrennen und in Ihre Brieftasche legen können. Falls Sie bei einem Unfall nicht ansprechbar sein sollten, würden die Behandler diesen Ausweis finden und berücksichtigen.

!

Es ist dringend notwendig, dass Sie vor jeder OP Ihre behandelnden Ärzte, vor allem die Anästhesisten, über Ihr RLS informieren.

Packen Sie unbedingt Ihre RLS-Präparate für den Krankenhausaufenthalt ein. Viele Häuser haben genau diese vielleicht nicht vorrätig. Lagern Sie diese dort im Nachttisch, damit Sie sie bei sich haben und leicht herankommen können. Nehmen Sie so lange, wie es Ihnen die Operateure erlauben, Ihre gewohnte RLS-Medikation vor der OP weiter. Klären Sie ab, ob Sie Ihre eigenen Tabletten nehmen sollen oder dieselben von der Klinik gestellt bekommen. Beginnen Sie nach der OP – nach Rücksprache mit Ihren Ärzten – in der gewohnten Weise mit Ihren üblichen Medikamenten.

Falls Sie an einer Erkrankung leiden, die Sie mehrere Tage ins Bett zwingt, müssen Sie eventuell, um ruhig liegen zu können, auch schon am Tag eine weitere Tablettendosis zusätzlich zu Ihrer Abendmedikation einnehmen. Handeln Sie dann so, als ob Sie Mittagsschlaf oder Nachtschlaf halten wollten. Probieren Sie aus, welche Dosis Ihrer RLS-Mittel Sie benötigen, um tagsüber im Krankenbett Ruhe zu finden. Besprechen Sie dieses, wenn die OP länger im Voraus geplant werden kann, in Ruhe mit Ihrem Arzt in der Praxis. Und informieren Sie genauestens die Krankenhausärzte darüber, falls Sie mehr an Medikation benötigen und zu eigenen Präparaten greifen müssen oder wollen.

Das muss Ihr Arzt vor einer OP wissen

Zunächst sollten die behandelnden Krankenhausärzte, insbesondere Ihr Anästhesist, genauestens über das Restless-Legs-Syndrom informiert werden. Da diese Erkrankung und ihre Besonderheiten inzwischen in der Weiterbildung zum Facharzt für Anästhesie gelehrt werden, kennen viele Narkoseärzte heute die Probleme, die sich für Betroffene ergeben können.

Dennoch sollten Anästhesisten den oben erwähnten Informationsbogen zum „perioperativen Management bei RLS“ vor einer OP nochmals überreicht bekommen und die Inhalte sorgfältig beachten. Er enthält eine kurze Erklärung zum Krankheitsbild RLS und umfangreiche Hinweise darauf, welche Medikamente der betroffene Patient intraoperativ und postoperativ erhalten darf und welche komplett verboten sind.

> !
>
> Geben Sie Ihrem Anästhesisten am besten den Informationsbogen zum „Perioperativen Management bei RLS“.

Ihr Anästhesist …

- sollte keine Opiat-Antagonisten (Naloxon) verabreichen, weil sie als Gegenspieler der RLS-Medikamente alle Symptome drastisch verschlechtern,
- sollte auf keinen Fall Metoclopramid (Paspertin) oder Dimenhydrinat (Vomex) gegen Übelkeit verordnen,

- sollte Sie Ihre gewohnte Medikation so lange wie möglich vor der OP und so früh wie nötig nach der OP einnehmen lassen,
- sollte während und nach der OP möglichst nur oder vorwiegend Opiate für Narkose und Schmerzstillung verwenden. Wenn dies oral nicht möglich ist, können diese auch subkutan oder intravenös gegeben werden.
- sollte Opiate zur Schmerzstillung allen anderen Analgetika vorziehen, weil sie zusätzlich auch die Symptome des RLS unterdrücken,
- sollte Ihnen, wenn Sie ruhig liegen müssen oder die Extremitäten verletzt wurden und geschont werden sollen, mit einer ausreichenden Medikation gegen RLS helfen, diese Ruhe einhalten zu können. Er sollte daher postoperativ gemeinsam mit Ihnen die bisherigen Dosierungen seiner Präparate soweit erhöhen, dass Sie zur Ruhe kommen, oder dieses durch die Gabe von Opiaten unterstützen.
- kann die meisten Narkosegase sowie Barbiturate und Propofol wie gewohnt einsetzen,
- muss wissen, dass trotz einer rückenmarknahen Narkose (Epi-/Periduralanästhesie), die zu einer Lähmung der Beine führt, weiterhin unwillkürliche Beinbewegungen des RLS auftreten können. Diese stören eventuell den Gang der Operation.
- muss berücksichtigen, dass ein intraoperativer Blutverlust Ihre Beschwerden sehr verschlimmern kann (siehe das Kapitel zum Eisenmangel/Blutverlust auf S. 19). Es sollten sofort wirkungsvolle Maßnahmen ergriffen werden (Transfusion/Eisengabe).

Wenn Sie die beschriebenen Tipps für eine komplikationslose Operation beherzigen und mit Ihrem Anästhesisten rechtzeitig die nötigen Rahmenbedingungen für Ihre Narkose verabreden, dann steht einer erfolgreichen Behandlung nichts mehr im Weg.

RLS und psychische Erkrankungen

Es sei nochmals betont: Das RLS ist keine seelische Störung, sondern eine organisch bedingte, neurologische Krankheit! Durch Psychopharmaka (wie z. B. durch die meisten gängigen Antidepressiva) tritt häufig sogar eine Verschlechterung ein. Auch eine Psychotherapie ist nur in seltenen Fällen dann sinnvoll, wenn der Betroffene kaum mit Medikamenten eingestellt werden kann und schwer unter seiner Situation leidet. Dennoch müssen einige wichtige Zusammenhänge zwischen der Erkrankung an Restless Legs und psychiatrischen Krankheitsbildern erläutert werden.

Depressionen

In der medizinischen Fachliteratur wird ein häufiges gleichzeitiges Auftreten von RLS und Depression behauptet. Dies trifft meiner Erfahrung nach nur gelegentlich bei solchen Patienten zu, die nicht gut medikamentös eingestellt wurden und ein hohes Schlafdefizit haben. Dagegen empfinde ich Menschen mit wenig RLS-Symptomatik so gut wie nie als depressiv, sondern als zufrieden, optimistisch gestimmt und aktiv ihr Leben planend!

Vor allem dürfen bei RLS keine Antidepressiva verordnet werden, weil die meisten der gängigen Präparate die Symptome deutlich verschlechtern. Sollte tatsächlich eine behandlungsbedürftige Depression vorliegen, so kann man die Wirkstoffe Amitriptylin (in einer Dosierung von 10–75 mg zur Nacht) oder Reboxetin (4 mg pro Tag) versuchen. Hier wurden positive Erfahrungen ohne Nebenwirkungen mitgeteilt.

Suchtkrankheiten

Menschen mit RLS leiden so gut wie nie unter Alkohol- oder Nikotinsucht. Allerdings können bei ihnen bestimmte andere Suchtkrankheiten durch die Einnahme von Dopaminagonisten (Pramipexol und Ropinirol) ausgelöst werden, nämlich Spielsucht, Esssucht, übersteigerte Sexualität und Kaufsucht. Wenn das eintreten sollte, muss sofort die Medikation gewechselt werden! Die neuen Süchte lassen sich dadurch beenden.

!

Psychische Erkrankungen können – sehr selten! – bei RLS-Betroffenen als Nebenwirkung von Medikamenten ausgelöst werden.

Psychosen mit Wahnvorstellungen

Durch einige der gängigen, auch in diesem Buch beschriebenen Medikamente gegen RLS kann es unter hohen Dosierungen zu Verwirrtheitszuständen und Halluzinationen kommen. Dies bedeutet aber in keinem Fall, dass der Betroffene an einer Psychose erkrankt ist, sondern ist eine schwere und auch beängstigende Nebenwirkung, die durch die Beendigung der Tabletteneinnahme behoben werden kann.

Auf der anderen Seite führen die notwendigen Psychopharmaka bei Menschen, die an einer Schizophrenie leiden, manchmal zu RLS-ähnlichen Unruhezuständen. Viele Psychiater sind daher mit Restless Legs durchaus vertraut.

Reisen und Freizeit

Wenn Sie zufriedenstellend medikamentös eingestellt sind und sich mit Ihren Präparaten gut auskennen, können Sie alle Reisen unternehmen, die Sie interessieren. Welche Besonderheiten und Tipps gilt es also zu beachten?

- **Reisen mit dem Auto:** Wie oben ausgeführt, dürfen Sie unter Einfluss der üblichen RLS-Medikamente nicht mehr selbst Auto fahren, weil es unterwegs zu einem sogenannten Sekundenschlaf kommen kann. Als Beifahrer sollten Sie vor längeren Reisen und bei Fahrten zum Abend hin eine mittlere Dosis Ihrer Medikation einnehmen, damit Sie im Wagen stillsitzen können.
- **Reisen mit Bus und Bahn:** Da Sie in einem Reisebus umhergehen können und häufige Pausen üblich sind, ist im Allgemeinen

keine Medikamenteneinnahme vor Antritt notwendig. Halten Sie aber eine Notfallmedikation bereit. Bei Bahnreisen gilt Ähnliches wie für Busreisen. Anlässlich langer Zugaufenthalte, bei denen Sie arbeiten oder lesen wollen, kann es sinnvoll sein, Ihre halbe Abenddosis bei Reiseantritt zu nehmen.

- **Flugreisen:** Im Flieger reisen Sie beengt und ohne die Möglichkeit, sich viel zu bewegen. Daher werden Sie ohne eine zusätzliche Medikation sicher RLS-Beschwerden bekommen. Nehmen Sie also beim Abflug für Flüge von etwa zwei bis sechs Stunden eine halbe, bei Langstreckenflügen die übliche volle abendliche Medikamentendosis ein. Tragen Sie eine Notfallmedikation bei sich, die Sie zwischendurch großzügig zusätzlich nehmen können – Umhergehen oder ein Verlassen des Flugzeuges sind ja nicht möglich!
- **Zeitverschiebung:** Akzeptieren Sie sofort die neue Zeitzone und nehmen Sie Ihre Medikamente wie zuhause, nur eben zur neuen Ortszeit ein, d. h. die Dosis für den Nachmittag und die für die Nacht jeweils entsprechend der am Urlaubsort herrschenden Uhrzeit.

!

Kontrollieren Sie vor der Abreise, ob Sie alles Notwendige im Handgepäck mit sich führen.

Planen Sie Ihre Reise vorher gut: Denken Sie rechtzeitig daran, sich vor Reiseantritt genügend Rezepte ausstellen zu lassen. Berechnen Sie auch, wie viel an Medikation Sie für Fahrt oder Flug unbedingt im Handgepäck dabeihaben sollten! Führen Sie für Einreise- und Zollkontrollen gegebenenfalls ein Attest Ihres Arztes mit sich, welches Behandlungsnotwendigkeit und Tagesdosen bestätigt (Vordruck siehe Anhang, S. 132). Halten Sie stets in einer kleinen Flasche von 10 ml Tropfen oder einige Tabletten Ihres Notfallmedikamentes bereit. Kontrollieren Sie vor der Abreise bzw. dem Abflug nochmals, ob Sie alles Notwendige im Handgepäck mit sich führen. Wenn Sie Rotigotin-Pflaster benutzen, müssen Sie an die notwendige Kühltasche und an eine Lagerung im Zimmer-Kühlschrank des Hotels denken. Lassen Sie sich für nächtliche Langstreckenflüge eine zusätzliche, leichte Schlaftablette verordnen.

Ganz Ähnliches wie für Flugreisen gilt für das Wahrnehmen von kulturellen Angeboten, z. B. bei Kino-, Theater-, Opern- oder Konzertbesuchen. Auch hier müssen Sie ja jeweils für mehrere Stunden auf Ihrem Platz sitzenbleiben und können den Raum nur unter Schwierigkeiten verlassen. Sie sollten daher ausprobieren, welche Menge Ihrer üblichen RLS-Medikation (z. B. die halbe abendliche Dosis) Sie ca. eine Stunde vor dem Event ein-

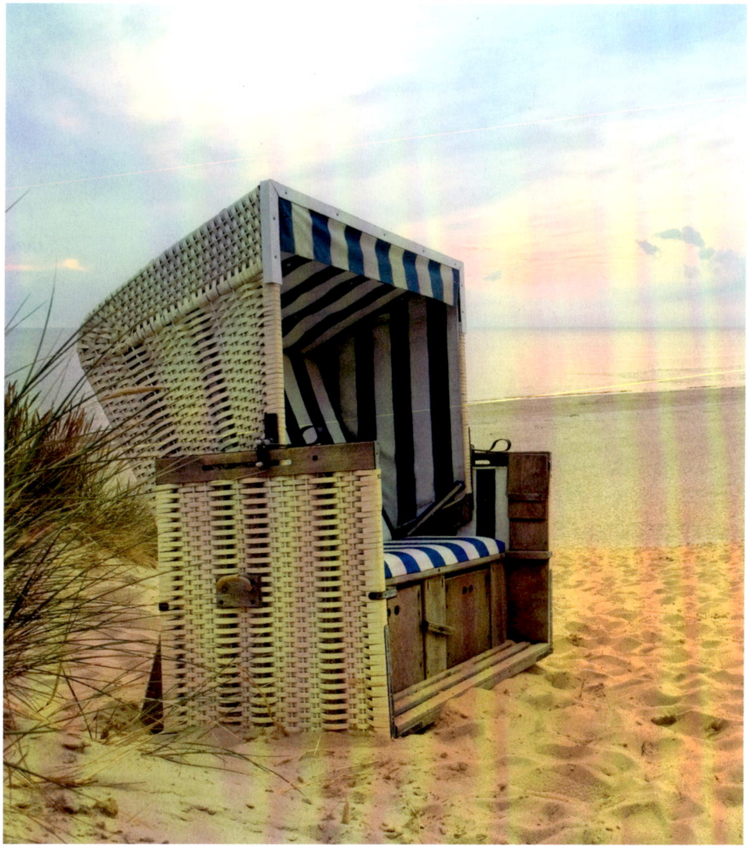

Wenn Sie Ihre Reise vorher gut planen, können Sie Ihren Urlaub entspannt genießen.

nehmen müssen, um stillsitzen und ungetrübten Kunstgenuss erleben zu können.

Schwangerschaft

Wie schon auf S. 20 ausgeführt, tritt bei etwa 30 Prozent aller Schwangerschaften ein Restless-Legs-Syndrom auf, ohne dass man bisher die Ursachen dafür benennen kann. Vermutlich sind hormonelle Verschiebungen für die schon in den ersten Wochen auftretenden und nach der Entbindung schnell verschwindenden Beschwerden schuld. Therapeutisch bestehen für die behandelnden Ärzte starke Einschränkungen, um das Kind nicht zu gefährden. Hilfreich können Magnesiumpräparate und pflanzliche Mittel sein. In sehr schweren Fällen dürfen Opiate und Benzodiazepine eingesetzt werden, weil diese keine fruchtschädigende Wirkung haben. Allerdings werden Mutter und Kind nach schon kurzer, regelmäßiger Anwendung in eine Abhängigkeit geraten, so dass das Baby nach der Geburt eventuell einen (überwachten) Medikamentenentzug durchmachen muss.

RLS bei Kindern

!

RLS bei Kindern wird häufig als „Wachstumsschmerzen“ oder Muskelkater fehlgedeutet.

Etwa 10 Prozent aller Betroffenen berichten, bereits als Kind erste Beschwerden wie bei RLS verspürt zu haben. Schon Kleinkinder sind dann ständig „auf Achse“ und werden von ihrer Umgebung als unruhig, nervig, hyperaktiv und unkonzentriert erlebt. Anders als Menschen, bei denen RLS erst im Erwachsenenalter aufgetreten ist, haben zwei Drittel dieser Kinder ihre Beschwerden auch am Tag, klagen häufig über RLS der Arme und über Schlafstörungen. Die von ihnen geschilderten Missempfindungen werden leider zumeist als „Wachstumsschmerzen“ oder Muskelkater fehlgedeutet.

Eltern müssen die Beschwerden ihrer Kinder ernstnehmen und einen Kinderneurologen aufsuchen. Eine Diagnostik im Schlaflabor ist sinnvoll. Fachleute sollten anschließend die notwendige Therapie festlegen: Neben allen in diesem Buch geschilderten einfachen und naturheilkundlichen Maßnahmen muss auf eine gute Schlafhygiene, eine ausreichende Eisenzufuhr mit einem hohen Ferritin-Spiegel und regelmäßigen Sport ohne Spitzenbelastungen geachtet werden. Nur ein versierter Kinderarzt kann aber entscheiden, ob eine medikamentöse Behandlung sinnvoll und sicher ist. Unter den Fachleuten in der RLS-Forschung gibt es inzwischen eine eigene Arbeitsgruppe zur Frage kindlicher Bewegungsstörungen.

Am Arbeitsplatz

Prinzipiell ist es für RLS-Betroffene hilfreich und gut, einer geregelten Arbeit nachzugehen. Vermutlich wählen die meisten (unbewusst?) einen Beruf aus, der zu ihrer Erkrankung passt und ausreichend Bewegung bietet.

Falls Sie durch eine Änderung der Arbeitssituation genötigt sind, vorwiegend Tätigkeiten im Sitzen ohne Bewegungspausen ausüben zu müssen, sollten Sie um ein Stehpult bitten. Auf jeden Fall ist es sinnvoll, den Arbeitgeber oder den Betriebsarzt über Ihre Erkrankung zu informieren. Gegebenenfalls müssen Sie den Arbeitsplatz oder sogar den Beruf wechseln, falls das RLS nach der (ungeeigneten) Berufswahl eintritt. Vor allem, wenn Sie durch die RLS-Medikation unter starker Tagesmüdigkeit leiden sollten, sind Sie vielleicht nicht mehr dazu geeignet, als Kraftfahrer, Pilot oder in ähnlichen Berufen zu arbeiten. Gegebenenfalls müssen Sie ein ärztliches Gutachten einholen, damit Ihnen entweder Fahrtauglichkeit oder aber Berufsunfähigkeit attestiert werden kann.

!

Wenn Sie viel am Schreibtisch sitzen, sollten Sie um ein Stehpult bitten.

Die Durchführung einer medizinischen Rehabilitationsmaßnahme im Sinne einer „Kur“ wird in der Regel nicht bewilligt, denn das RLS lässt sich dadurch nicht verbessern. Ob Ihnen aber eventuell eine berufliche Reha-Maßnahme, also eine Umschulung in einen anderen, besser geeigneten Beruf, gewährt werden kann, muss im Einzelfall geklärt werden.

RLS und Rente

!

Das RLS ist nur ganz selten Grund für die Anerkennung einer Schwerbehinderung.

Das Restless-Legs-Syndrom wird bisher als nicht ausreichend anerkannt, wenn es in sozialmedizinischen Fragen als einzige Erkrankung geltend gemacht wird. Die Gutachter der Deutschen Rentenversicherung und der Landesämter für Soziales (Versorgungsämter) haben in allen Fällen, die ich verfolgen konnte, auch ein schweres RLS nicht als Grund für das Vorliegen einer Schwerbehinderung mit GdB (Grad der Behinderung) von mehr als 30 oder zur Erlangung einer Erwerbs- bzw. Berufsunfähigkeitsrente gewertet. Um bei RLS eine vorzeitige Berentung zu erreichen, müssen weitere gesundheitliche Probleme vorhanden sein und geltend gemacht werden. Das wären zum einen vom RLS unabhängige Erkrankungen (Tumorleiden, Krankheiten der Herz-Kreislauf-Organe usw.) oder aber schwere Störungen, die durch das RLS hervorgerufen worden sind, wie z. B. Depressionen wegen des ständigen Schlafentzugs.

Wenn Sie mit Ihrer sozialmedizinischen Beurteilung nicht einverstanden sind, müssen Sie dagegen fristgerecht (in der Regel innerhalb von vier Wochen) Widerspruch einreichen. Wird dieser abgewiesen, können Sie bei dem zuständigen Sozialgericht Klage einreichen. Vorher sollten Sie Akteneinsicht beantragen und die ärztlichen Gutachten zu Ihren Erkrankungen anfordern. Nehmen Sie sich gegebenenfalls einen spezialisierten Rechtsanwalt oder lassen Sie sich beim Sozialverband Deutschland e.V. beraten.

Im Übrigen haben aber alle mir bekannten Betroffenen, die außer ihrem RLS sonst gesund sind, viel Wert auf das Weiterarbeiten bis zum Beginn der regulären Altersrente gelegt. Denn eine Arbeit, die den Tag gut ausfüllt, Freude macht und von netten Kollegen begleitet wird, lenkt vom RLS ab.

Andererseits müssen Sie sich nicht vor der Pensionierung fürchten! Interessieren Sie sich rechtzeitig für ein spannendes, bewegungsintensives Hobby oder eine fordernde ehrenamtliche Tätigkeit! Pflegen Sie soziale Kontakte, hüten Sie Ihre Enkel, unternehmen Sie schöne Reisen und genießen Sie Sport und Kultur – werden Sie zur umworbenen, aktiven Seniorin oder zum „Silver Ager"!

Organspende bei RLS?

Jeder Mensch, auch ein hochbetagter, kann nach dem Tod bestimmte Organe spenden, wenn er gemäß der Richtlinie der Bundesärztekammer dafür infrage kommt. Da in Deutschland Organe fehlen, müssen viele verzweifelte Schwerkranke lange auf ein neues Organ warten – oft, bis es für sie zu spät ist. Ich halte es daher für eine moralische Verpflichtung, einer Organspende zuzustimmen. Die Erkrankung an RLS ist hierfür kein Hinderungsgrund. Wenn Sie zu dazu bereit sind, z. B. nach einem plötzlichen Unfalltod Ihre Organe zur Transplantation freizugeben, dann werden Sie damit mehreren Schwerkranken das Leben retten. Ein Teil von Ihnen wird darüber hinaus noch lange in einem anderen Menschen weiterleben. Jeder Spender schenkt, wenn alle seine Organe zur Transplantation kommen, im Schnitt 56 Jahre neues Leben.

> !
>
> Schenken Sie Leben! Eine Organspende ist auch mit und trotz RLS möglich. Informationen unter www.dso.de

Ausführliche Informationen dazu und einen Organspenderausweis können Sie bei der regionalen Ärztekammer oder bei Ihrer Krankenkasse anfordern. Den Ausweis sollten Sie – ausgefüllt und unterschrieben – stets bei sich tragen, damit im Ernstfall Ihre Ärzte und Ihre Verwandten über Ihre Spendebereitschaft Bescheid wissen.

Gehirnspende für die Wissenschaft

Auf jeden Fall sollten Sie sich über ein interdisziplinäres Projekt mehrerer Universitäten informieren, das im Gehirn von verstorbenen RLS-Patienten nach den Ursachen der Erkrankung forscht – über „Brain-Net“. Wenn Sie bereit sind, Ihr Gehirn nach Ihrem Tod für wissenschaftliche Zwecke zur Verfügung zu stellen, können Sie ausführliche Unterlagen darüber und einen speziellen Spenderpass bestellen. Die Kontaktadresse finden Sie im Anhang dieses Buches.

Richtig vorsorgen

Jedem von uns kann es passieren, nicht mehr selbst über sein Leben und sein Schicksal entscheiden zu können, sei es durch einen schweren Unfall, eine Störung mit Bewusstseinsverlust oder eine Erkrankung an Demenz. Für den möglichen Fall, dass Sie nicht mehr rechtlich bindend für sich handeln können, sollten Sie in guten Zeiten Vorsorge und dafür folgende Festlegungen treffen:

1. **Vorsorgevollmacht:** Mit diesem Dokument bevollmächtigen Sie (als Vollmachtgeber) eine Ihnen nahestehende Person (den Bevollmächtigten), für Sie zu sprechen und Ihre Angelegenheiten in Ihrem Sinne wahrzunehmen, wenn Sie selbst nicht (mehr) dazu in der Lage sind. Hierzu gehören vor allem medizinische Entscheidungen, finanzielle Regelungen oder Behördenangelegenheiten. Zum Bevollmächtigen können z. B. Verwandte, Freunde, Juristen und natürlich Ehegatten ernannt werden, weil auch Letztere nicht automatisch für ihre Partner sprechen dürfen. Es ist sehr sinnvoll, bei der Er-

teilung der Vollmacht die eigenen Wünsche und Vorstellungen genau anzusprechen und schriftlich zu fixieren.

2. **Patientenverfügung:** Diese enthält detaillierte Beschreibungen derjenigen medizinischen Maßnahmen, die zu ergreifen oder zu unterlassen sind, wenn Sie als betroffener Patient nicht mehr selbst entscheiden können. Sie muss immer in schriftlicher Form vorliegen und ist für Ihre Ärzte und Ihren Bevollmächtigten bindend. Sie sollte möglichst konkret Ihre Wünsche z. B. für lebenserhaltende Maßnahmen, zur Schmerzbehandlung, Wiederbelebung, künstlichen Ernährung oder Beatmung am Lebensende enthalten. Damit Sie präzise genug denkbare Situationen beschreiben können, sollten Sie sich bei der Verfassung der Patientenverfügung von Ihrem Hausarzt beraten lassen.
3. **Testament:** Mit diesem regeln Sie Ihre Erbangelegenheiten. Es muss in handschriftlicher Form vorliegen und kann notariell beglaubigt sein.

Vorlagen für 1) und 2) können Sie z. B. im Internet, etwa beim Bundesministerium der Justiz und für Verbraucherschutz (siehe Anhang) oder unter den Adressen der großen Kirchen, finden oder bei der Ärztekammer Ihres Landes sowie Ihrer Krankenkasse anfordern. Es ist sehr sinnvoll, beim Ausfüllen aller drei Verfügungen nicht nur ärztliche oder juristische Hilfe in Anspruch zu nehmen, sondern sie auch von einem Notar überprüfen und beglaubigen zu lassen.

> **!**
> Es ist sinnvoll, beim Ausfüllen der Verfügungen Hilfe in Anspruch zu nehmen.

In der Patientenverfügung müssen Sie Ihre Bereitschaft zur Organspende festschreiben, in allen drei Papieren sollten Sie gegebenenfalls Ihren Wunsch vermerken, Ihr Gehirn nach Ihrem Tod der Forschergruppe von Brain-Net (siehe Anhang) zur Verfügung zu stellen.

ANHANG

Hilfreiche Adressen

RLS e.V. – Deutsche Restless Legs Vereinigung
Schäufeleinstraße 35
80687 München
Tel. 089 55028880
info@restless-legs.org
www.restless-legs.org
Die Deutsche Restless Legs Vereinigung wurde als gemeinnütziger Verein von RLS-Betroffenen gegründet. Sie ist nicht nur Ansprechpartnerin für ihre Mitglieder, sondern darüber hinaus für Betroffene, Ärzte, Wissenschaft und Interessierte. Um gezielte Hilfe und aktuelle Informationen anbieten zu können, betreut die RLS e.V. 130 Selbsthilfegruppen mit ehrenamtlichen Vorsitzenden in allen großen deutschen Städten.

Paracelsus-Elena-Klinik
Klinikstraße 16
34182 Kassel
Tel. 0561 60090
info@paracelsus-kliniken.de
www.paracelsus-kliniken.de
Die Versorgung in der Klinik konzentriert sich auf Patienten mit neurologischen Erkrankungen, insbesondere mit Parkinson und RLS. Chefärztin Prof. Dr. med. Claudia Trenkwalder ist Gründungsmitglied der RLS e.V. und auf die Behandlung von RLS-Patienten spezialisiert.

Somni bene – Institut für Medizinische Schlafforschung und Schlafmedizin
Goethestraße 1
19053 Schwerin
Tel. 0385 207980
info@somnibene.de
www.somnibene.de
Medizinische Leiterin des Schlaflabors Schwerin ist die Neurologin Dr. med. Heike Benes. Sie gilt als nationale und internationale Expertin bei Erkrankungen des Nervensystems wie dem Restless-Legs-Syndrom. Hier können Sie Listen der regionalen Schlaflabore, die auf RLS testen, erhalten.

DGSM – Deutsche Gesellschaft für Schlafforschung und Schlafmedizin
DGSM-Geschäftsstelle
c/o HEPHATA-Klinik
Schimmelpfengstraße 6
34613 Schwalmstadt-Treysa
Tel. 06691 2733
dgsm-Geschaeftsstelle@t-online.de
www.dgsm.de
Die DGSM befasst sich als wissenschaftliche Gesellschaft mit der Erforschung des Schlafes und seiner Störungen sowie mit der klinischen Diagnostik und Therapie von Schlaf-Wach-Störungen. Hier erhalten Sie eine Liste der akkreditierten deutschen Schlaflabore.

„Was hab' ich?" gemeinnützige GmbH
Theaterstraße 4
01067 Dresden
Tel. 0351 4188900
kontakt@washabich.de
www.washabich.de
Hier können Sie Ihren ärztlichen Befund kostenlos von Medizinstudenten in eine für Sie leicht verständliche Sprache übersetzen lassen. Bitte beachten Sie, dass Ihre Einsendung nur einen Befund umfassen darf, der einen Umfang von maximal zwei DIN-A4-Seiten hat.

UPD Patientenberatung Deutschland gGmbH
Tempelhofer Weg 62
12347 Berlin
Beratungstelefon: 0800 0117722,
Mo–Fr 8–22 Uhr, Sa 8–18 Uhr
info@patientenberatung.de
www.patientenberatung.de
Die Patientenberatung bietet deutschlandweit unabhängige Hilfe und Beratung rund um das Thema Gesundheit und Patientenrechte. Die Beratung erfolgt im gesetzlichen Auftrag kostenlos, neutral und anonym. Die UPD verfügt über 21 regionale Beratungsstellen, ein bundesweit kostenfreies Beratungstelefon und eine Online-Beratung im Internet. Sie warnt auch vor nutzlosen, überflüssigen oder schädlichen medizinischen Maßnahmen.

UCB Pharma GmbH
Alfred-Nobel-Straße 10
40789 Monheim
Tel. 02173 484848
ucbcares.de@ucb.com
www.rls-gut-behandeln.de
Website des forschenden Biopharma-Unternehmens UCB. Hier erhalten Patienten RLS-Informationsbroschüren in englischer, türkischer und arabischer Sprache. Mit der App „Mein RLS Monitor“ können Sie alle wichtigen Informationen rund um Ihre Behandlung immer zur Hand haben, z. B. RLS-Tagebuch, Übersicht über einzunehmende Medikamente, Erinnerungsfunktion für die Medikamenteneinnahme und für Arzttermine. Das Tagebuch kann ausgedruckt und versendet werden.

Deutsche Rentenversicherung
Servicetelefon: 0800 10004800
www.deutsche-rentenversicherung.de
Die Deutsche Rentenversicherung ist ein Teil der gesetzlichen Sozialversicherung in Deutschland. Hier erhalten Sie Informationen, Rat und Hilfe zum Rentenantrag. Die Servicestellen für Rehabilitation nehmen Anträge auf und ermitteln den zuständigen Kostenträger. Wer als RLS-Patient einen anderen Beruf erlernen muss, kann sich an sie wenden.

BMJV – Bundesministerium der Justiz und für Verbraucherschutz
Publikationsversand der Bundesregierung
Postfach 481009
18132 Rostock
Tel. 030 182722721
publikationen@bundesregierung.de
www.bmjv.de
Beim BMJV erhalten Sie Vordrucke und Informationen für Vorsorgevollmacht und Patientenverfügung sowie Hinweise für die richtige Erstellung eines Testaments.

Deutsche Stiftung Organtransplantation
Deutschherrnufer 52
60594 Frankfurt am Main
Infotelefon: 0800 9040400
www.dso.de
Die DSO nimmt die Meldung möglicher Spender entgegen und sorgt dafür, dass alle notwendigen medizinischen und organisatorischen Schritte vollzogen werden, damit Organe entnommen, an geeignete Patienten vermittelt und transplantiert werden können. Am Infotelefon Organspende werden Ihre Fragen zu Organspende und Transplantation beantwortet und Bestellungen für kostenloses Informationsmaterial entgegengenommen.

Brain-Net Deutschland

Brain-Net Deutschland – Zentrum für Neuropathologie und Prionforschung der LMU München
Feodor-Lynen-Straße 23
81377 München
Tel. 089 218078345
www.neuropathologie.med.uni-muenchen.de, Stichwort „Brain-Net"
Brain-Net ist ein Netzwerk von mehreren universitären Hirnbankzentren in Deutschland. Dort werden neurologische und psychiatrische Krankheitsbilder klassifiziert und Hirngewebe für die Forschung gesammelt. An der Neurobiobank München sind die Themenschwerpunkte RLS , Parkinson und dementielle neurodegenerative Krankheiten lokalisiert. Nehmen Sie einfach Kontakt auf, wenn Sie sich vorstellen können, Ihr Gehirn nach Ihrem Ableben für wissenschaftliche Untersuchungen zur Verfügung zu stellen.

Hilfreiche Gesundheitsinformationen im Internet

www.patienten-information.de

Dieser Service von Bundesärztekammer und Kassenärztlicher Bundesvereinigung enthält vertrauenswürdige Links zu Arzt- und Krankenhaussuchportalen.

www.gesundheitsinformation.de

Hier informiert das Institut für Qualität und Wirtschaftlichkeit im Gesundheitswesen (IQWiG) zu gesundheitlichen Fragen, insbesondere zu sinnvoller Diagnostik und Therapie.

www.patientenuniversitaet.de

Die Patientenuniversität der Medizinischen Hochschule Hannover hat sich zum Ziel gesetzt, Betroffenen Zugang zu qualitativ hochwertigen und verständlichen Informationen zu ermöglichen. Hier finden Sie den „Pfad-Finder Gesundheit", wo Sie seriöse Tipps für die Suche nach Informationen zu Gesundheit und Krankheit im Internet erhalten.

„Ärztliches Attest über Behandlungsnotwendigkeit und Tagesdosen"

Bescheinigung für das Mitführen von Betäubungsmitteln
im Rahmen einer ärztlichen Behandlung
- Artikel 75 des Schengener Durchführungsabkommens -

A Verschreibender Arzt:

(Name) (Vorname) (Telefon) (1)

(Anschrift) (2)

(Stempel des Arztes) (Datum) (Unterschrift des Arztes) (3)

B Patient:

(Name) (Vorname) (4)

(Nr. des Passes oder eines anderen Ausweisdokumentes) (5)

(Geburtsort) (6)

(Geburtsdatum) (7)

(Staatsangehörigkeit) (8)

(Geschlecht) (9)

(Wohnanschrift) (10)

(Dauer der Reise in Tagen) (11)

(Gültigkeitsdauer der Erlaubnis von/bis - max. 30 Tage) (12)

C Verschriebenes Arzneimittel:

(Handelsbezeichnung oder Sonderzubereitung (13)

(Darreichungsform) (14)

(Internationale Bezeichnung des Wirkstoffs) (15)

(Wirkstoff-Konzentration) (16)

(Gebrauchsanweisung) (17)

(Gesamtwirkstoffmenge) (18)

(Reichdauer der Verschreibung in Tagen - max. 30 Tage) (19)

(Anmerkungen) (20)

D Für die Beglaubigung zuständige Behörde:

(Bezeichnung) (21)

(Anschrift) (Telefon) (22)

(Stempel der Behörde) (Datum) (Unterschrift der Behörde) (23)

BfArM 017 (12.2000)

Notfallausweis

Name: ______________________________

Vorname: ______________________________

Geb.-Datum: ______________________________

Straße: ______________________________

PLZ/Ort: ______________________________

Telefon: ______________________________

Im Notfall bitte informieren:

Name: ______________________________

Telefon: ______________________________

Achtung! Restless-Legs-Patient

Folgende Medikamente bei RLS nicht anwenden:
- Neuroleptika (z. B. Haloperidol)
- Antiemetika (z. B. MCP und Dimenhydrinat)
- Opiatantagonisten (Naloxon)

Bei RLS erwünschte Medikation:
- L-Dopa und Dopaminagonisten
- Opiate (z. B. Tilidin, Oxycodon oder Fentanyl)
- Benzodiazepine
- als Antiemetikum nur Domperidon

Folgendes bitte ankreuzen:

Ich bin Organspender

☐ JA ☐ NEIN

Ich bin Gewebespender

☐ JA ☐ NEIN

Wenn JA, dann im Todesfall melden bei:
BRAIN-Net Hirnbank
Telefon (089) 2180-78345

Dieser Patient leidet außerdem an:

1. ______________________________
2. ______________________________
3. ______________________________
4. ______________________________
5. ______________________________

Unverträglichkeiten und Allergien:

____

____

____

____

Blutgruppe: ______________________________

Folgende Medikamente werden eingenommen:

1. ______________________________
2. ______________________________
3. ______________________________
4. ______________________________

Notfallrufnummern:

____

____

____

____

Bibliografische Information der Deutschen Nationalbibliothek
Die Deutsche Nationalbibliothek verzeichnet diese Publikation in der deutschen Nationalbibliografie; detaillierte bibliografische Daten sind im Internet über http://dnb.ddb.de/ abrufbar.

ISBN 978-3-86910-449-2 (Print)
ISBN 978-3-86910-688-5 (PDF)
ISBN 978-3-86910-689-2 (EPUB)

Fotos:
Titelfoto: Getty Images/Vstock
stock.adobe.com: Кирилл Рыжов: 8/9; Picture-Factory: 24, 29; RioPatuca Images: 33; Monet: 38/39; britta60: 41; Photographee.eu: 43; Peter Atkins: 45; W. Heiber Fotostudio: 49; tycoon101: 55; lidante: 57; Eva Gruendemann: 59; Cassis: 68/69; Peter Atkins: 72; Julaszka: 86; Kurhan: 106; YakobchukOlena: 112/113; Blickfang: 121

2. Auflage

Die Ratgebermarke der Schlüterschen Verlagsgesellschaft mbH & Co. KG
Hans-Böckler-Allee 7, 30173 Hannover
www.humboldt.de
www.schluetersche.de

Lektorat: Linda Strehl, München
Layout: Groothuis, Lohfert, Consorten, Hamburg
Covergestaltung: semper smile Werbeagentur GmbH, München
Satz: Die Feder, Konzeption vor dem Druck GmbH, Wetzlar
Druck und Bindung: Gutenberg Beuys Feindruckerei GmbH, Langenhagen